________________께 드립니다.

일러두기

1. 『기억력을 지켜주는 컬러링북』은 일반인부터 경증 인지 장애 환자까지 두루 쓸 수 있도록 만들었습니다.
   난이도에 따라 세 권으로 구분했으며, 이 책은 그 가운데 가장 쉬운 단계입니다.
2. 각 과제마다 문제를 푼 시간, 색칠하는 데 걸린 시간을 적는 칸이 있습니다.
   시간을 재면서 해보시면 인지와 반응 상태를 알아보는 데 도움이 됩니다.
3. 책 끝에 답과 풀이가 있습니다.
4. 노인 관련 기관이나 시설 현장에서 사용하시는 교사들을 위해 '이 책의 치유 효과'에서 각 문항별 효과를 설명했습니다.

김영주 · 박수정 · 황경성 지음 | 박용인 그림

기억력을 지켜주는 컬러링북

머리도, 손도 내 맘 같지 않아요! — **쉬운** 난이도

인지 장애 개선용

학고재

차례

3단계 감정 추억하기

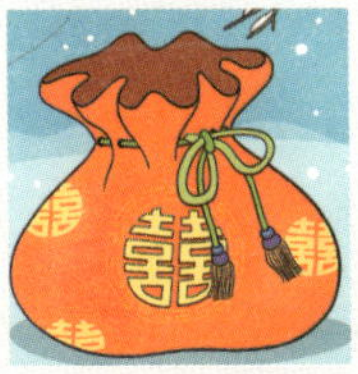

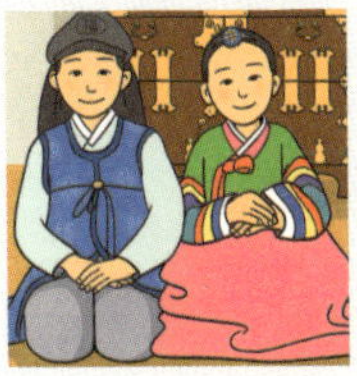

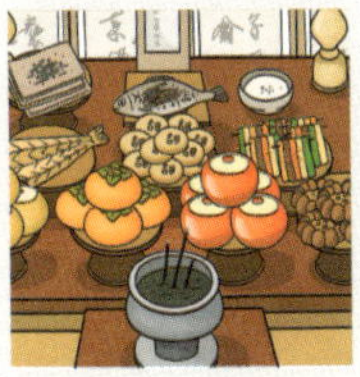

4단계 마무리하며 감정 통합하기

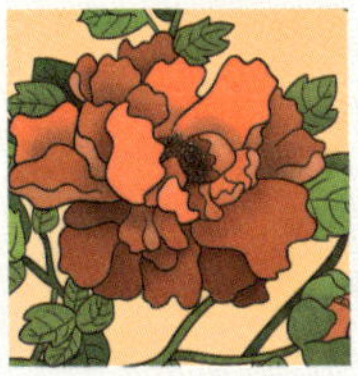

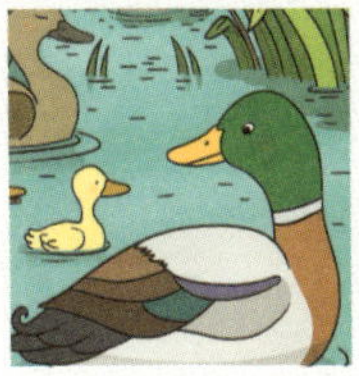

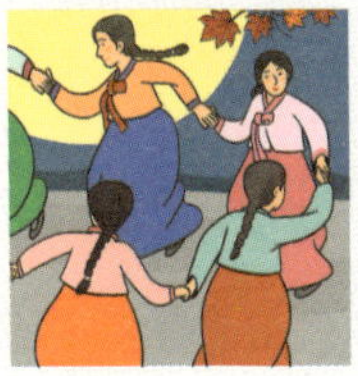

부록

노인의 손과 마음에 맞춘 컬러링북을 펴내며

나이가 들면 달라지는 것이 한두 가지가 아닙니다. 관절 마디마디가 예전 같지 않고, 온몸이 내 뜻대로 움직이질 않습니다. 기억력은 또 어떤가요. 엊저녁에 뉴스에서 본 기사가 기억이 나질 않고, 잘 둔다고 보관한 물건일수록 어디에 두었는지 생각이 나지 않습니다. 텔레비전에서는 하루가 다르게 모르는 것이 쏟아져 나오는데 새로운 걸 배우려 해도 쉽지가 않습니다. 아이들은 속도 모르고 그럽니다, "그 얘기 지난번에 했잖아요!"라고.

세계가 빠르게 고령화하고 있습니다. '베이비 붐 세대'라 불리는 1955~1963년 출생자들이 '고령 인구 세대'에 진입하면서 우리나라는 이미 고령화 사회를 넘어 고령 사회로 들어섰습니다. 세계적으로 유례가 없을 만큼 급속한 고령화에 정부에서도 사회 여러 분야의 구조를 바꿔나가는 정책을 펼친다고 합니다. 일곱 명 중 한 명은 노인인 우리 사회, 요양 부담과 보건 의료, 재정 등 모든 사항이 개인을 넘어서 국가적인 고민거리가 되었습니다.

가장 무서운 병, 치매

인간은 모두가 공평하게 늙습니다. 그래도 일상생활이든 경제적인 면이든 누군가에게 의지하게 된다는 것, 참으로 달갑지 않은 일입니다. 미국 사람들은 암 다음으로 치매를 가장 두려운 병으로 꼽았고, 영국에서는 31%가 죽음이나 암보다 치매가 더 두렵다고 답했습니다. 우리나라에서도 '가장 두려운 질병'으로 치매를 꼽은 노인이 43%나 됩니다. 가까운 이들에게 폐가 되고 싶지 않은 마음은 누구나 같을 것입니다.

고령화로 생기는 문제들, 바로 우리 아이들이 감당해야 하는 문제들이라 걱정도 되고 어쩐지 미안한 마음이 앞섭니다.

개개인이 할 수 있는 대비책이 있습니다. 가장 기본적인 것이 '적극적인 건강 관리'입니다. 뻣뻣해지는 몸을 건강하게 지키는 것은 물론이고 점점 흐려지는 머리 건강, 다시 말해 뇌 건강에도 각별히 주의를 기울여야 합니다.

치매, 예방할 수 있을까요?

저희는 대학에서 미술 교육을 공부했습니다. 그리고 한 사람은 미술 치료 전문가로, 또 다른 사람은 20여 년 동안 책을 만들다가 문화예술 활동 전문가로 일하고 있습니다. 최근에 어느 노인 복지 시설을 방문한 적이 있습니다. 그때 어느 할아버지께서 말씀하시길, "왜 노인들 눈높이에 맞는 색칠 책은 없느냐?"고 서운한 듯 물으셨습니다. 참 부끄러웠습니다. 지금껏 학교에서 공부하고 사회에 나와 전문성을 살려 일을 하면서도 미처 생각지 못한 부분이었습니다. 그래서 고민을 거듭한 끝에 이 책을 펴내게 되었습니다. 이야말로 저희가 배운 것과 해온 일을 효과적으로 살릴 수 있는 적절한 기회였습니다.

미술 활동은 기억력 손상을 예방하고 인지력을 회복하는 데 좋습니다. 잘 그리느냐, 못 그리느냐는 중요하지 않습니다. 천천히 손을 움직여 마음속에 담긴 것을 그리다 보면 마음의 안정을 얻게 됩니다. 어린아이를 키울 때도 그러하듯, 노인에게 손을 움직이는 활동은 인지 기능과 매우 관련이 깊습니다. 색칠하기도 마찬가지입니다. 무엇을 그리고 어떤 색을 칠할지 생각하고 손을 균형 있게 사용하면, 소근육의 운동 기능과 인지 기능이 조화를 이루며 발달합니다. 전문가들은 그림 그리기와 색칠하기를 가리켜 '시지각과 손의 협응 작용'이라 하고, '두뇌 활동을 촉진해 인지적 수행 능력 향상에 도움이 된다'고 설명합니다.

두뇌를 자극하는 체계적인 프로그램

이 컬러링북은 치매 예방에 도움이 되도록 구성했습니다. 스스로 뇌 기능에 노화를 느끼는 노년부터, 초기 알츠하이머나 치매 증상이 있어 기억에 지장이 생긴 분들에게 권해드립니다. 내용도 옛 추억을 떠올리면서 삶의 희로애락을 되돌아보게 해주는 소재를 신중하게 선택했습니다. 회상 작용은 과거 경험과 기억을 재생해 기억력과 인지 능력을 자극하고, 지난 시간의 긍정적인 기억으로 심리를 북돋워주기 때문입니다.

또 주제에 맞춰 색을 칠하고 그림을 완성하면서 노인들의 자존감과 성취감을 높일 수 있도록 난이도를 세 가지로 구분했습니다. 두뇌를 자극해 노후를 건강하게 보내고 싶은 분들에게 맞춘 '어려운' 난이도, 집중력에 자신이 없고 치매가 걱정되는 분들을 위한 '보통' 난이도, 이미 기억력과 손놀림이 둔해져 인지 기능 악화 속도를 늦추고 싶은 분들을 위한 '쉬운' 난이도입니다. 내용 구성과 난이도 등은 직접 가정이나 요양원에 계신 노인들과 함께하며 전문가 참관 아래 테스트 과정을 거쳤습니다.

이 책의 특징

첫째, 노년층의 손 동작과 생각의 흐름에 맞춘 노인 전문 컬러링북입니다.

둘째, 색칠을 하면서 자연스럽게 옛 추억을 떠올리게 합니다.

셋째, 지난 시간을 회상하면서 이제껏 살면서 겪어온 희로애락을 돌아보게 해줍니다.

넷째, 두뇌 회전을 자극하는 퀴즈, 만다라와 주제별 색칠 활동으로 치매 예방을 돕습니다.

다섯째, 기억력 감퇴를 걱정하는 이부터 치매 환자까지, 누구나 쉽게 사용할 수 있습니다.

말로 하지 못하는 것을 보여주는 미술 치료법

이 책에는 '두뇌 활동'과 '색칠하기' 프로그램이 있습니다. 두뇌 활동은 ① 같은 숫자 찾기, ② 다른 그림 찾기, ③ 미로 찾기, ④ 글자 퍼즐, ⑤ 계산하기, ⑥ 짝 맞추기, ⑦ 그림 완성하기 등으로 좌·우뇌와 전두엽, 해마 등을 고르게 자극해줍니다. '색칠하기'는 다시 '만다라'와 '회상'으로 나뉩니다. 각 권마다 만다라 12종, 회상 장면 12종을 엮었습니다. '회상'을 주제로 택한 이유는 그림 으로 옛 추억을 떠올려보고 현재와 연결해 연상하면서, 손상된 기억을 되살리는 동시에, 잃어버린 시공간 개념을 회복할 수 있기 때문입니다.

차례대로 색칠해 책 한 권을 완성하는 동안 우리는 '① 마음을 열어 나와 만나기 → ② 마음속 감정 끌어내기 → ③ 감정 추억하기 → ④ 마무리하며 감정 통합하기'의 네 가지 과정을 경험하게 됩니다. 미술 치료 분야에서 자기감정을 객관적으로 들여다보고 숨은 감정을 스스로 정리하도록 이끌어주는 가장 보편적인 구성을 따른 것입니다.

나이가 많이 들면 뇌신경세포가 손상되어 기억력, 사고력, 이해력, 계산 능력, 학습 능력, 언어 구사력과 판단력 등에 장애가 생깁니다. 심지어 마치 다른 사람처럼 성격까지 달라지는 분들도 있습니다. 흔히 '치매'라고 하지요. 만성 노인 질환의 대표 격인 치매는 암, 에이즈와 함께 세계보건기구가 정한 3대 질병입니다. 우리나라 치매 환자는 65~80세가 5~7%, 80세 이상이 30~40%라고 합니다. 팔십 대가 되면 두세 명 중에 한 명이 치매 환자인 셈입니다.

치매는 느린 속도로 악화하는데, 최근 치매 노인 치료 방법으로 약을 쓰지 않고 인지 기능을 향상시키는 요법이 크게 주목받고 있습니다. 특히 미술 치료는 자연스러운 놀이와 창작 활동으로 노인의 정서적 갈등을 완화시키고 원만하게 지내도록 도와주는 심리 치료법입니다. 노인성 치매 예방에 매우 유용해 학계와 현장에서 두루 사용되고 있습니다. 고령화 시대, 건강한 노년을 위해 노인 맞춤형 프로그램과 실용적인 컬러링북이 절실합니다. 노인들을 모시는 시설이나 기관에서도 현장 프로그램에 적용할 수 있는 교재가 꼭 필요하다는 요청이 많습니다. 모쪼록 이 책이 가정과 시설을 두루 아울러 건강한 두뇌 건강을 유지하고 싶은 모든 분들께 도움이 되기를 기대합니다.

2018년 봄

김영주, 박수정

치매, 어떤 병일까요?

황경성 | 일본 나요로 시립대학 보건복지학부 사회복지학과 교수

21세기, '백세 시대'라고들 합니다. 그런데 장수가 마냥 축복이기만 한 건 아닌 듯합니다. 건강 문제, 특히 인지 능력 이상 등 노년에는 여러 문제가 생기게 마련이니까요. 이는 노인 개인이나 가족뿐만 아니라 사회까지 폭넓게, 그리고 심각하게 영향을 미칩니다. 우리나라는 치매 환자를 현재 50만 명 이상으로 추정합니다. 2020년에는 75만 명, 2030년에는 113만 5,000명으로 늘어날 것으로 보입니다. 치매 환자 증가에 대처하기 위해 정부는 2012년부터 '치매관리법'을 시행하고 있습니다.

치매는 뇌조직이 손상되어 기억력, 판단력같이 지능에 관련된 정신 기능이 쇠퇴하면서 일상생활에 지장이 생긴 상태를 말합니다. 뇌는 모든 인체 기능의 사령탑 역할을 하지요. 지식과 정보를 기억하고 시간과 장소를 인식할 뿐만 아니라 계산과 언어, 도구를 사용하거나 주변 상황을 판단합니다. 치매를 일으키는 질병 가운데 가장 많은 것이 알츠하이머병입니다. 뇌의 신경세포가 서서히 죽어가는 변성 질환으로 모두에게 익숙한 병입니다. 또 뇌경색, 뇌출혈, 뇌동맥경화 등이 치매의 원인이 되기도 합니다. 신경세포에 영양분이나 산소가 충분히 공급되지 않아 부분적으로 신경세포가 죽으면서 신경 네트워크가 망가지면 뇌혈관성 치매가 되는 것입니다.

치매에 대한 정의는 여러 가지가 있습니다. 미국 정신의학회의 「정신질환 진단 및 통계 편람DSM-IV-TR, 1994」에서는 알츠하이머형 치매를 '기억 장애나 인지 장애로 사회적, 직업적 기능이 발병 전과 비교해 현격하게 저하되고 지장이 생긴 경우. 완만한 발병과 지속적인 인지 저하가 특징'이라고 정의합니다. 국제적으로는 이 정의가 '알츠하이머형 치매 진단 기준'으로 널리 사용됩니다. 2002년에 정신분열증이라는

명칭이 '실조증'으로 바뀌면서 이 편람이 개정되기도 했습니다. 치매의 원인이 되는 질환 역시 다양합니다. 보통 신경 변성 질환에 의한 치매같이 치료가 곤란한 치매, 뇌혈관성 장애나 감염성 질환에 의한 치매, 그리고 내분비 · 대사 질환, 약물 치료나 예방이 가능한 것으로 나뉩니다.

1. 치매의 종류

알츠하이머형 치매 원인은 명확하지 않습니다. 뇌 안에서 변화가 일어나 신경세포가 급격하게 감소하고 뇌가 병적으로 작아져 지능 저하와 인격 장애를 일으키는

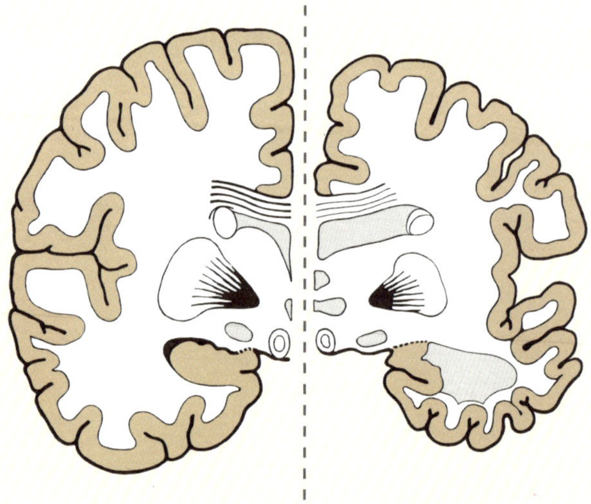

치매입니다. 발병이나 악화 속도가 느리고, 초기에는 운동 마비, 감각 장애 같은 신경 증상은 생기지 않습니다. 또 본인이 질병이라고 자각하지 못하는 것도 특징입니다.

증상으로는 우선 건망증이 있는데, 오래된 기억은 비교적 유지하지만 새로운 일을 기억하기 어렵고 잊어버리는 경향이 있습니다. 병이 진행되면 건망증 때문에 생활에 지장이 생깁니다. 또 판단력도 떨어지고 나아가 시간, 장소, 인물을 판단하지 못하게

됩니다. 알츠하이머형 치매 진단은 매우 어렵다고 알려져 있습니다.

알츠하이머형 치매를 예방하려면

알츠하이머형 치매는 환경적 요인보다 유전적 요인이 크게 관계하기 때문에 예방이 어렵다고 여겨졌습니다. 하지만 최근 들어 알츠하이머형 치매에도 고혈압, 고지혈증, 당뇨병, 심질환 등 혈관성 치매와 같은 혈관계 위험 인자가 영향을 미친다는 것이 밝혀졌습니다. 영양 상태나 운동, 지적 행동, 사회적 네트워크 같은 생활습관이 발병 억제 인자로 영향을 미칠 수도 있다는 것입니다. 영양을 보면 DHA와 EPA가 풍부한 생선을 조금만 먹어도 알츠하이머형 치매 발병을 줄일 수 있다는 보고가 있고, 비타민E, 비타민C, 베타카로틴을 함유해 항산화작용을 하는 채소와 과일도 효과가 있다고 소개되었습니다. 또 항산화 성분인 폴리페놀이 많아 장수 음식으로 평가받는 적포도주도 알츠하이머형 치매 발병을 억제한다고 합니다.

유산소운동 습관이 알츠하이머형 치매에 좋다는 연구 결과도 있는데, 유산소운동은 뇌 가운데 특히 치매와 관계 깊은 전두엽과 해마의 혈류와 대사를 좋게 해주는 것으로 알려졌습니다. 또 독서, 바둑 등 지적 활동, 악기 연주, 춤 등도 알츠하이머형 치매 예방에 효과적이라는 연구 결과도 나왔습니다. 더불어 사회적 네트워크, 다시 말해 친구, 이웃과의 사교 활동도 도움이 됩니다.

뇌혈관성 치매 뇌혈관이 막혀 혈액 흐름이 나빠지는 뇌경색, 혈관에서 혈액이 흘러나와 주변 신경세포까지 손상시키는 뇌출혈 등으로 치매가 되기도 합니다. 이를 뇌혈관성 치매라 합니다. 건망증, 두통, 현기증, 이명, 손발 저림 등이 나타나고 뇌졸중 발작이 일어날 때마다 단계적으로 악화되는 경우가 많습니다.

뇌혈관성 치매는 장애가 일어난 위치에 따라 특정 능력이 저하되지만 나머지 능력은 비교적 영향을 받지 않습니다. 또 계단형으로 기능이 떨어져 기억 장애가 심해도 인격과 판단력은 유지되는 경우가 많습니다. 최근 연구 결과, 치매는 생활습관병과 매우 밀접하게 관련된 것으로 나타났습니다. 고혈압 환자가 정상인보다 치매 발병 위험률이 3.4배 높고 당뇨병 환자는 알츠하이머형 치매 발병 위험도가 4.6배나 높습니다. 치매를 예방하려면 먼저 생활습관에 주의를 기울여야 합니다.

경도 인지 장애 Mild Cognitive Impairment(MCI) 치매는 아니지만 머지않아 치매가 될 가능성이 높은 상태입니다. 인지 기능이나 기억력이 약간 떨어지지만 여전히 일을 할 수 있는 정도입니다. 치매에 대한 두려움이 있긴 해도 아직 혼자 살면서 일상생활을 유지할 수 있습니다. 과거에는 연구자에 따라 경도 인지 장애를 다양하게 진단했는데 지금은 판단 기준이 아래와 같이 통일됐습니다.

1. 치매 또는 정상 가운데 어느 쪽도 아닌 경우.
2. 객관적으로 보기에 인지 장애가 있고 인지 기능이 저하되고 있다고 판단될 경우, 또는 본인이나 정보 제공자의 주관적인 보고가 있을 경우.
3. 일상생활이 유지되고, 동시에 복잡한 수단적 기능이 정상이든지, 장애가 있더라도 최소인 경우.

경도 인지 장애 단계에서는 주로 에피소드 기억, 여러 작업을 병행할 때 적절하게 주의를 분할하는 기능과 사고력(계획력) 등이 낮아집니다. 의료 기관에서 경도 인지 장애 진단을 받으면 본인이나 가족은 앞으로 다가올 일로 불안해하기 때문에 전문가의 도움이 필요합니다.

인지 장애에 관련된 검사와 평가 기준은 크게 세 가지로 나뉩니다. 중심 증상인 인지 기능 검사, 일상생활 능력을 평가하는 검사, 그리고 정신적인 주변 증상과 행동 장애를 평가하는 검사입니다. 이 세 가지를 적절하게 사용하면 환자를 효과적으로 돌볼 수 있습니다.

평가 기준 가운데 '일상생활 능력Instrumental Activities of Daily Living(IADL) 자가 확인 지표'는 생활에 필요한 기본 동작 능력을 시험하는 것으로, 일상생활 동작 능력(착의, 보행, 식사)과 이보다 고차적인 활동성(전화 다루기, 쇼핑, 식사 준비, 세탁, 이동, 외출, 복약 관리, 금전 관리 등)을 평가하는 기준입니다. 가령 혼자 전화번호를 찾아 전화를 걸

수 있는지, 혼자 청구서에 맞춰 돈을 지불하거나 은행 입출금을 할 수 있는지, 혼자 정해진 시간에 약을 먹을 수 있는지, 혹은 편지나 문장을 쓸 수 있는지 등을 물어 '할 수 없다'는 항목이 많을수록 일상생활 능력이 낮다고 해석하는 것입니다. 스스로는 물론 노인 가족에 가볍게 적용시켜 인지 능력 변화를 알아볼 수 있습니다.

2. 치매의 주된 증상

치매의 증상은 여러 가지가 있지만 중심 증상과 주변 증상으로 나누는 것이 일반적입니다. 초기에는 수면 장애, 언어 장애, 격한 감정 기복, 방향감각 상실, 망상 등이 나타나는 것으로 알려졌습니다.

중심 증상 중심 증상은 인지 기능 장애입니다. 기억 장애, 실어증, 실인, 실행 기능 장애 등 초기부터 계속해서 이상 증세가 나타납니다. 중심 증상이 없으면 치매로 판단하지 않습니다.

먼저 기억 장애는 최근 일을 잊어버리고 같은 일을 반복하는, '건망증'이라 알려진 증상입니다. 나이가 들면 누구나 기억 장애를 겪습니다. 물건이나 사람의 이름, 물건을 둔 장소를 잊는 등 일상 어디서나 건망증은 나타날 수 있습니다. 치매에서 기억 장애는 알던 것을 좀처럼 생각해내지 못하는 증상 외에도 새로운 일을 기억하지 못하는 기명력記銘力 장애도 포함됩니다. 조금 전에 만난 사람의 이름이나 만난 일을 아예 기억하지 못하는 경우입니다. 생년월일이나 쉬운 단어의 의미를 잊는 치매도 있습니다.

또 실어, 실인, 실행도 있습니다. 실어失語란 읽고 말하는 언어 사용에 장애가 있는 상태를 일컫습니다. 말의 의미를 이해하지 못하거나 자연스럽게 말을 선택해 표현하지 못하는 증상입니다. 서서히 어휘가 부족해지고, 더 진행되면 구체적인 단어를 사용할 수 없게 되어 생각을 충분히 전하기가 어려워집니다. 물건의 이름을 듣고도 전혀 다른 물건을 가져오기도 합니다.

실인失認은 보고 듣는 것의 의미를 올바르게 인식하지 못하는 것입니다. 충분히 보

뇌 부위별 기능과 장애

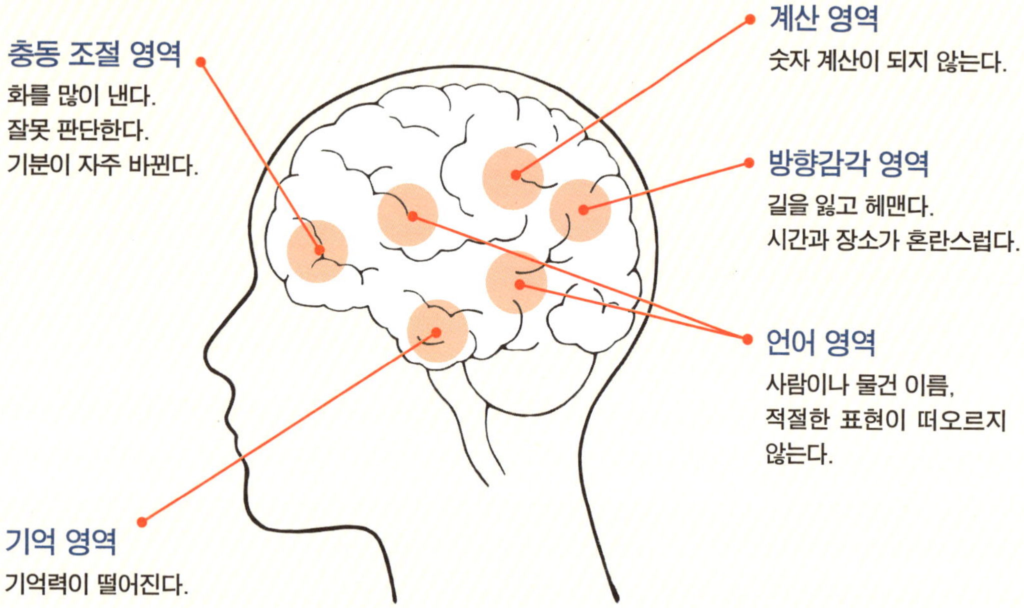

고 들을 수는 있지만 그것이 무엇인지, 혹은 무슨 소리인지 이해하지 못하는 상태입니다. 아는 사람의 얼굴을 알아보지 못하기도 하고, 익숙한 길을 헤맨다든지, 집 안에서 화장실을 찾지 못하거나 목적지까지 길을 찾아가지 못하는 등 공간의 위치와 배치 관계를 제대로 알지 못하는 공간 실인 등이 나타납니다.

실행失行이란 운동 기능에 문제가 없는데도 목적에 맞춰 일을 처리하지 못하는 장애입니다. 옷을 입고 벗는 행동이 제대로 되지 않는 경우가 그런 예입니다.

방향감각 장애 증상도 적지 않은데, 이는 기억 장애나 실인 때문에 시간, 공간, 사람, 장소 등을 짐작하지 못하는 증상입니다. 자기가 있는 장소나 때를 구별하지 못하는 것입니다. 치매에 걸리면 이런 짐작 능력이 모호해지고 날짜와 계절 등 상황 판단 능력이 떨어집니다. 기억 장애와 함께 치매 초기부터 나타나는 경우가 많습니다. 짐작 장애와 마찬가지로 기억 장애라든지 실인, 실행 등에서 확장되어 일어나고, 목적에 맞춰 적절하게 일을 수행하지 못하는 상태입니다. 쇼핑 가서 필요한 물건을 사오거나 집안 일을 예정대로 처리하는 일, 외출에 앞서 옷과 소지품을 정리하는 일 등 순서가 있는

일 처리가 되지 않는 경우입니다. 만두를 빚는데 속 넣는 것을 잊어버리는 상황이 벌어지기도 합니다.

주변 증상 주변 증상은 중심 증상이 불러일으키는 증상들로, 치매 환자가 자주 보이는 지각, 사고, 기분 또는 행동 장애에 의한 증상입니다. 주변 증상은 매우 다양한데 크게 두 가지로 구분합니다. 첫째는 우울 증세로 시작된 망상, 환각, 불면증 등 정신 증상, 둘째는 배회, 질문이나 행동 반복, 요양 거부, 폭언과 폭력 등 행동 증상입니다. 중심 증상만 있고 주변 증상은 나타나지 않는 경우도 있으므로 모든 치매 환자가 공통적으로 겪는 것은 아니지만, 흔히 나타납니다. 주된 주변 증상은 다음과 같습니다.

정신적 측면의 주변 증상

치매와 관련된 정신 증상으로는 우울, 망상, 환각, 수면 장애, 불안과 초조감, 섬망 등이 있습니다.

먼저 우울은 기분이 가라앉아 비관적인 상태입니다. 활기가 없고 의욕이 떨어져 취미나 오락에도 흥미를 느끼지 못하게 되는 것입니다. 비관적 상태가 눈에 띄지는 않더라도 몸가짐에 신경 쓰지 않고 신문이나 텔레비전도 보지 않게 됩니다. 대화가 적어지고 식욕이 저하되는 등 치매 초기에 우울 증세를 보이면서 변화가 나타나는 경우가 많습니다. 우울 상태가 명확해지면 항우울제 치료가 필요합니다.

망상은 치매 환자가 종종 보이는 증상으로, 사물에 대한 이해나 해석이 사실과 다르다고 지적해도 받아들이지 않고 확신하는 경우입니다. 며느리가 자기를 죽이려 한다든지, 지갑이나 통장을 도둑맞았다든지, 보호자가 자기를 집에서 내쫓으려 한다는 등 피해망상이 여기 해당됩니다. 배우자가 바람을 피운다는 식으로 질투망상을 보이는 경우도 있습니다. 실제 상황이 그렇지 않음에도 주변의 설명을 수용하지 않고, 가까이서 돌봐주는 사람이나 가족이 망상 대상이 되기도 하고 전혀 모르는 사람을 대상으로 삼는 경우도 있습니다.

환각은 실재하지 않는 소리가 들리는 환청, 존재하지 않는 사물이 보이는 환시 등으로, 지각하지 않은 것을 지각한다고 느끼고 호소하는 것입니다. 수면 장애, 야간 불면증은 치매의 주변 장애 가운데 가장 흔합니다. 잠이 오지 않는다고 호소하거나 본인이 호소하지 않더라도 밤에 일어나 돌아다니거나 화장실에 자주 가는 등 객관적으로 관찰할 수 있습니다. 낮잠 때문에 밤에 잠들지 못하는 경우도 있기에 일상생활 전반을 살펴봐야 합니다.

불안과 초조는 중심 증상인 기억 장애, 방향감각 장애 때문에 기억하지 못하거나 이유를 알지 못하는 불안 상태입니다. 지금 있는 곳이나 상황이 모호해지면 심리가 불안정해지게 마련입니다. 잊어버릴지도 모른다는 불안 대상이 분명한 경우와, 대상은 명확하지 않지만 항상 막연한 불안 상태가 있습니다. 안정을 찾지 못하고 배회하거나 사소한 일에 동요하는 등 불안 상태를 주변에서 판단할 수 있습니다. 이러한 불안정이 진행되어 초조감이 되고 분노나 흥분을 보이는 경우도 있습니다.

섬망譫妄은 치매 환자 외에도 고령자가 신체 질환이나 환경 변화로 일으키곤 하는 의식 장애입니다. 막 잠이 들었을 때나 새벽녘처럼 수면과 관련해 일어나기도 하고 수술 후 나타나기도 합니다. 섬망 상태는 가벼운 의식 장애에 정신 흥분이 더해진 것으로, 약물이 원인일 때도 있으며 급격한 증상과 외견상 멀쩡해 보이는 것이 특징입니다. 구체적으로는 끊임없이 돌아다니고 손을 움직이며 혼잣말을 한다든지, 출근을 하려 하거나 쓰레기를 버리려 하는 등 일상적인 일을 하려 하는 것입니다. 말을 걸면 대답을 해 마치 깨어 있는 것처럼 보이지만, 대화 내용이 앞뒤가 맞지 않고 혼란스럽습니다. 환각 증세를 보이거나 배회하기도 하고 또 격하게 흥분하거나 폭력을 휘두르기도 합니다. 증상은 일반적으로 수시간 정도 나타나지만 여러 날 이어지는 경우도 있습니다.

행동 측면의 주변 증상

배회는 가족이나 보호 시설 종사자들이 가장 걱정하는 증상 가운데 하나입니다. 특별한 이유나 목적 없이 집 안팎을 걷는 행동, 특히 집을 나와 정처 없이 걷는 경우가 적지 않아 체력 소모뿐만 아니라 사고 위험이 큽니다. 보호자들이 각별히 주의를 기울여야 하는 이유이지요.

배회 이외에 또 같은 말과 행동을 반복하는 것이 있습니다. 문이나 옷장 서랍을 계속해서 열고 닫는다거나 같은 질문을 반복하는 경우입니다. 또 폭언, 폭력, 돌봄 거부, 음식이 아닌 것을 먹으려 하는 이식, 그리고 불결한 행위 등의 행동 장애도 있습니다.

인격 변화

치매 환자는 갑자기 인격이 달라진 듯한 모습을 보이기도 합니다. 이전과 다르게 어린아이처럼 유치한 언동을 한다든지, 갑자기 사람 앞에서 옷을 벗는 등 성적으로 일탈된 행동을 보이기도 합니다. 성실하던 사람이 갑자기 변해 마치 다른 사람처럼 보이는 경우가 있는데, 이런 행동 변화는 인지 기능 장애로 판단력을 잃는 이상뿐만 아니라 인격 변화에 의한 것이기도 합니다. 치매로 인격 변화를 보이는 환자는 주위를 배려하거나 의식하지 않고 자기중심적인 행동과 불합리한 언동을 보입니다.

이처럼 주변 증상, 정신과 행동 측면에서 이상 증상은 중심 증상뿐 아니라 신체적, 사회적 상황과 주변 환경 등 환자를 둘러싼 여러 요인이 영향을 주고받아 나타납니다.

3. 치매에 대처하기

치매 가족과 생활하기 무엇보다 치매 환자도 온전한 인격체로 존중되어야 한다는 데에는 누구도 이의를 제기하지 않을 것입니다. 치매에 걸린 이들 모두 건강할 때가 있었고, 우리도 얼마든지 환자와 같은 상황에 놓일 수 있습니다.

치매에 걸려도 옷이나 머리 모양, 식사 메뉴 등을 원하는 대로 고르고 싶은 욕구가 있다는 것을 간과해서는 안 됩니다. 영국 유명 대학에서는 치매 환자 보호 전문인 양성 과정에서 '인간 중심 돌봄', 즉 완전한 인격체로 환자를 이해하는 것을 가장 큰 핵심으로 삼는다고 합니다. 우리가 사회 통념과 규범 안에서 살아가듯이 치매 환자도 자기 세계에서 있는 그대로 살아갑니다. 서로의 세계를 이해해야 치매 환자를 바르게 대할 수 있습니다. 사실 치매 가족을 돌볼 때 기본적으로 지켜야 할 사항은 적지 않습니다. 그 가운데 몇 가지를 잘 지키면 환자는 물론 돌보는 사람도 부담을 최소화하고 효과를 극대화할 수 있을 것입니다.

먼저 환자를 돌볼 때 중요한 것은 치매 환자의 개인 생활을 방해하지 않으면서 언제나 지켜보고 관찰하는 일입니다. 혹시라도 넘어지거나 몸에 이상이 있지는 않은지 주변 증상을 쉬이 알아차릴 수 있습니다. 지속적으로 환자를 관찰하면 주변 증상이 나타나는 시간대나 원인, 환경 등도 파악할 수 있습니다. 치매 환자는 본인의 신체 변화나 이상을 충분히 표현하지 못하고 또 건강 관리에 대한 인식도 낮은 경우가 많기 때문에 주변 사람들이 주의 깊게 관찰해야 합니다.

이 밖에도 시각, 청각, 미각, 후각, 촉각 등 오감을 자극하는 것이 증상 완화에 효과적이라는 것이 연구 결과로 증명되고 있습니다. 그림 그리기와 색칠하기도 오감을 자극하는 좋은 방법입니다. 여러 가지 도구를 사용하고 놀이를 활용해 두뇌를 자극하는 것입니다. 또 치매 환자도 일반인과 마찬가지로 나름대로 흥미와 관심사, 능력을 갖고 있다는 것을 잊어서는 안 됩니다. 한번은 일본의 노인 요양 시설을 방문했을 때 깜짝 놀란 경험이 있습니다. 클래식 피아노 곡이 아름답게 들려와 다가가 보니 어느 할머니가 응접실에 놓인 그랜드 피아노를 행복한 얼굴로 연주하고 있었습니다. 악보도 없이, 하지만 아주 자연스럽게 음악에 도취된 모습이었습니다. 직원이 말하기를 음악대학에서 피아노 전공 교수를 지낸 할머니라고 했습니다. 여느 때는 아무 반응도 보이지 않지만 피아노 앞에만 오면 할머니가 달라진다는 것이었습니다.

환경을 정비해주거나 청결을 유지하고 식사나 용변 등 기본 욕구를 충족시키는 것은 물론이고, 무리하지 않는 범위 안에서 새로운 정보와 조언을 계속 전함으로써 치매 환자의 기분 전환을 위해 노력해야 합니다. 환자는 말로 충분히 표현하지 못하는 경우가 많기에 언어가 아닌 여러 표현 속 의미를 추측하고 대응 방법을 예측하는 것도 중요합니다.

치매 예방과 재활 뇌가 활발하게 기능할 때는 혈액 속 산소와 당이 뇌로 흘러가 인지 기능을 유지시키거나 혹은 높여줍니다. 치매를 예방하려면 뇌를 활발하게 사용하는 것이 중요합니다. 뇌 활성화 방법으로 전문가들은 균형 잡힌 식생활을 꼽습니다. 이를테면 당분 섭취는 필수지만 지나쳐서는 안 된다고 지적합니다. 또 걷기, 뛰기,

수중 걷기, 수영, 요가, 발판 오르내리기, 에어로빅 같은 유산소운동은 혈액 흐름을 촉진해 뇌 기능도 향상시키고 시력도 건강하게 유지해주며, 심장 질환이나 우울증 예방에도 효과가 좋다고 합니다.

뇌를 꾸준히 훈련하는 것도 중요합니다. 소리 내어 글을 읽거나 문장을 베껴 쓰는 것만으로도 뇌를 자극하는 데 효과적입니다. 특히 퍼즐 게임이라든지 덧셈, 뺄셈 같은 간단한 계산은 치매 예방뿐만 아니라 재활에도 유용해 전문가들이 적극 권하는 방법입니다. 또 장기나 바둑, 화투처럼 상대의 수를 읽어내려고 머리를 쓰는 놀이도 매우 효과적입니다. 대화로 상대방의 의도를 파악하고 정확하게 대답하는 것도 좋은 방법이지요. 치매 환자의 재활에는 종이 접기, 노래하기, 옛 기억 되살려 회상하기 등의 활동을 권합니다.

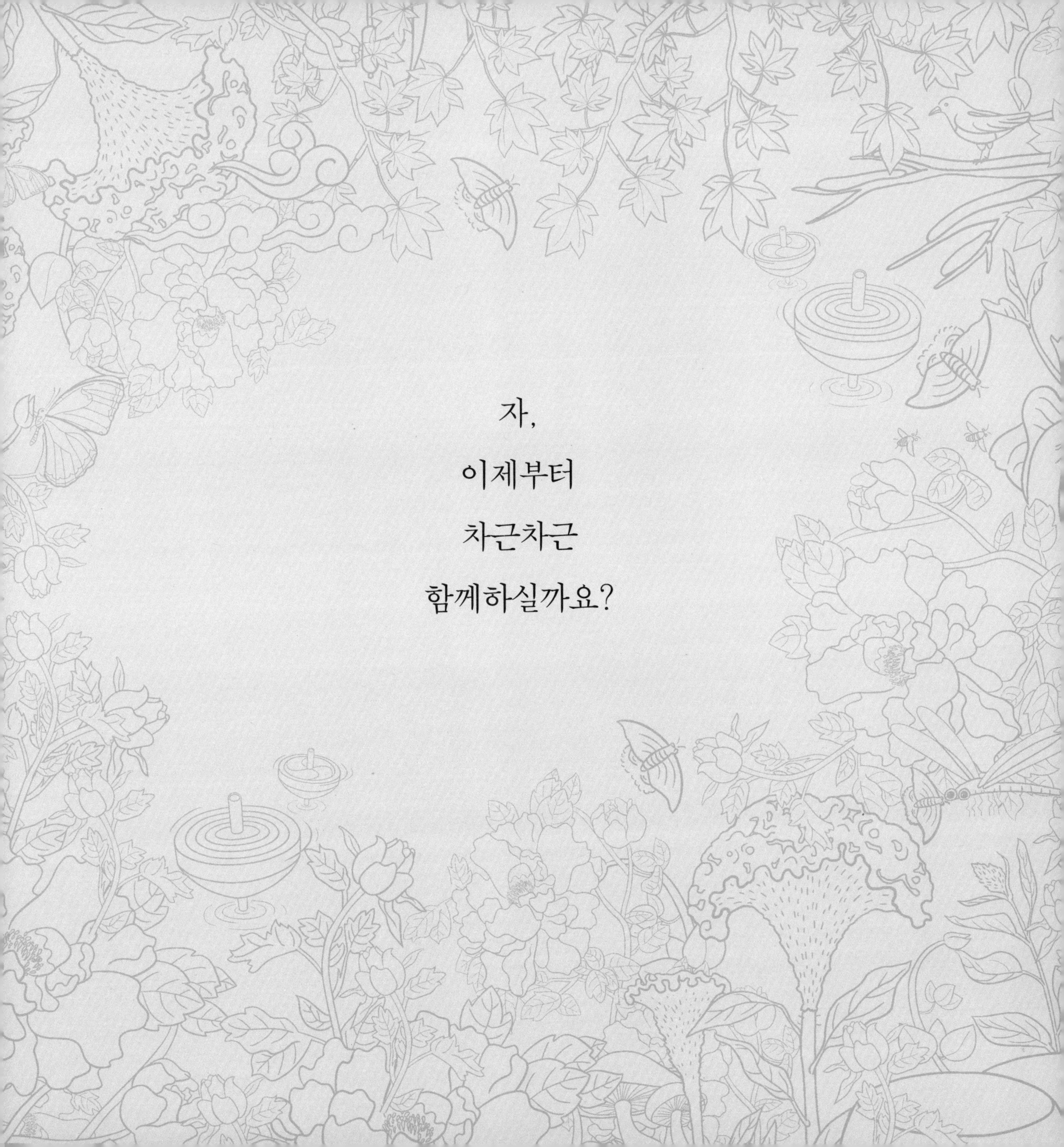

자,

이제부터

차근차근

함께하실까요?

01 빠진 숫자 찾기

두뇌회전 1부터 15까지 숫자가 있습니다. 빠진 숫자를 찾아봅시다.

1 2 13

8

10

7 4

6 3 12

14

5 9 15

빠진 숫자 ________

걸린 시간
________ 분
________ 초

만다라 세러피 01

만다라는 '원', '중심'을 뜻하며, 자연에서 가져온 형상입니다. **색칠 치유**

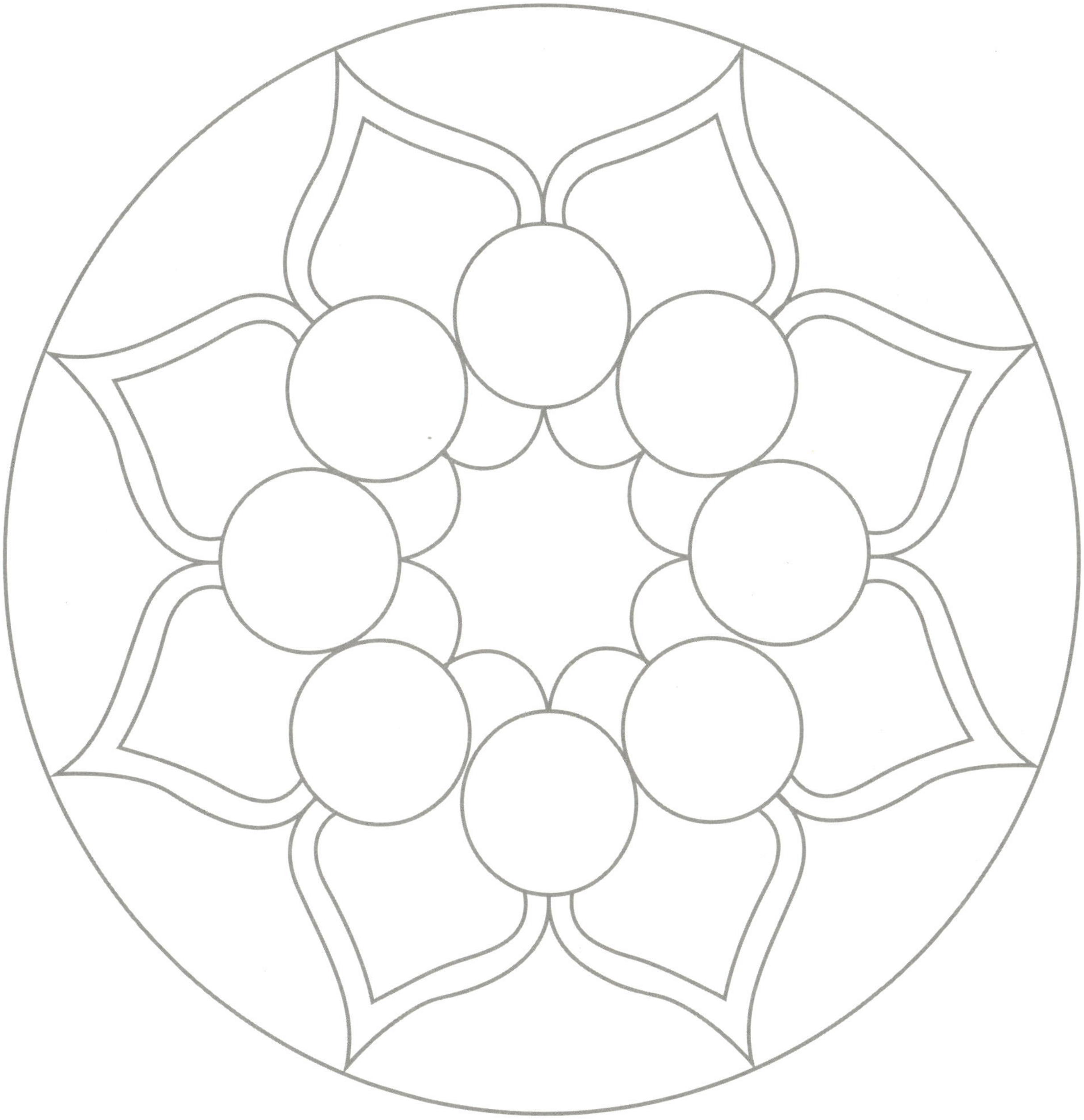

01 팽이

회상하며
색칠하기

빙글빙글 기우뚱
뱅글뱅글 폴짝
넘어질락 말락
돌고 도는 팽이

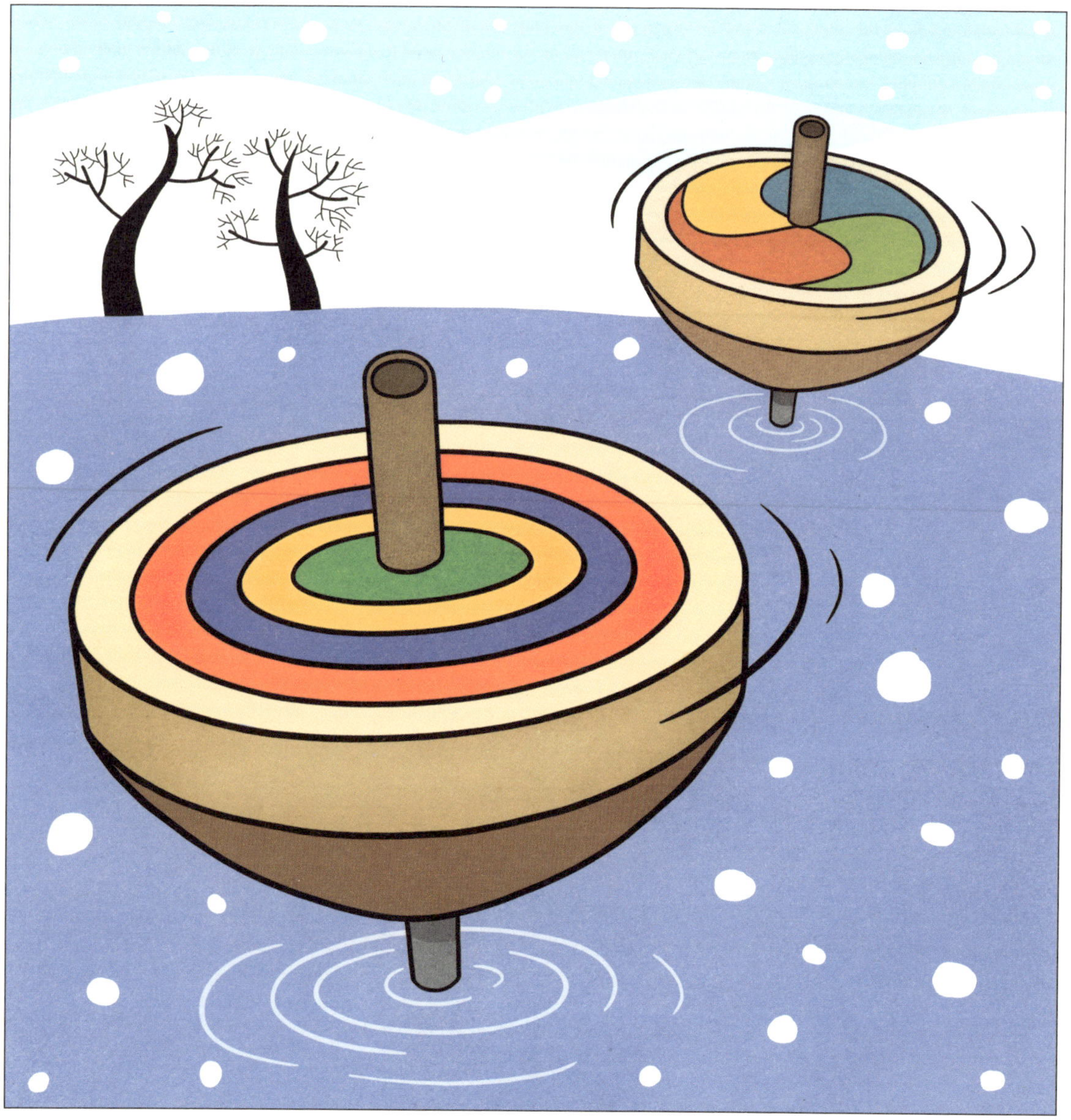

걸린 시간
분

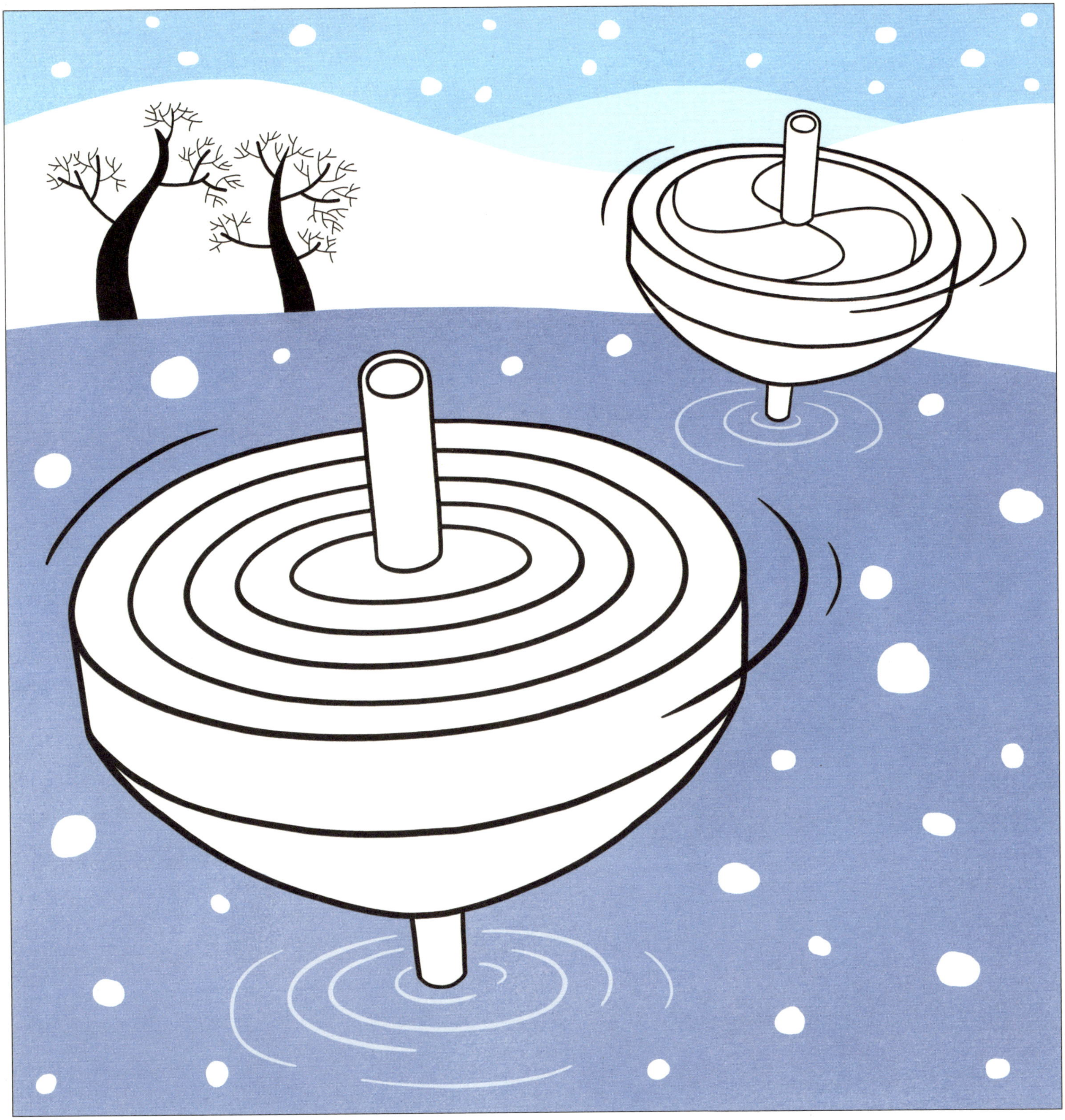

02 다른 부분 찾기

두뇌회전 나비 두 마리가 있습니다. 서로 다른 부분에 동그라미를 그려보세요.

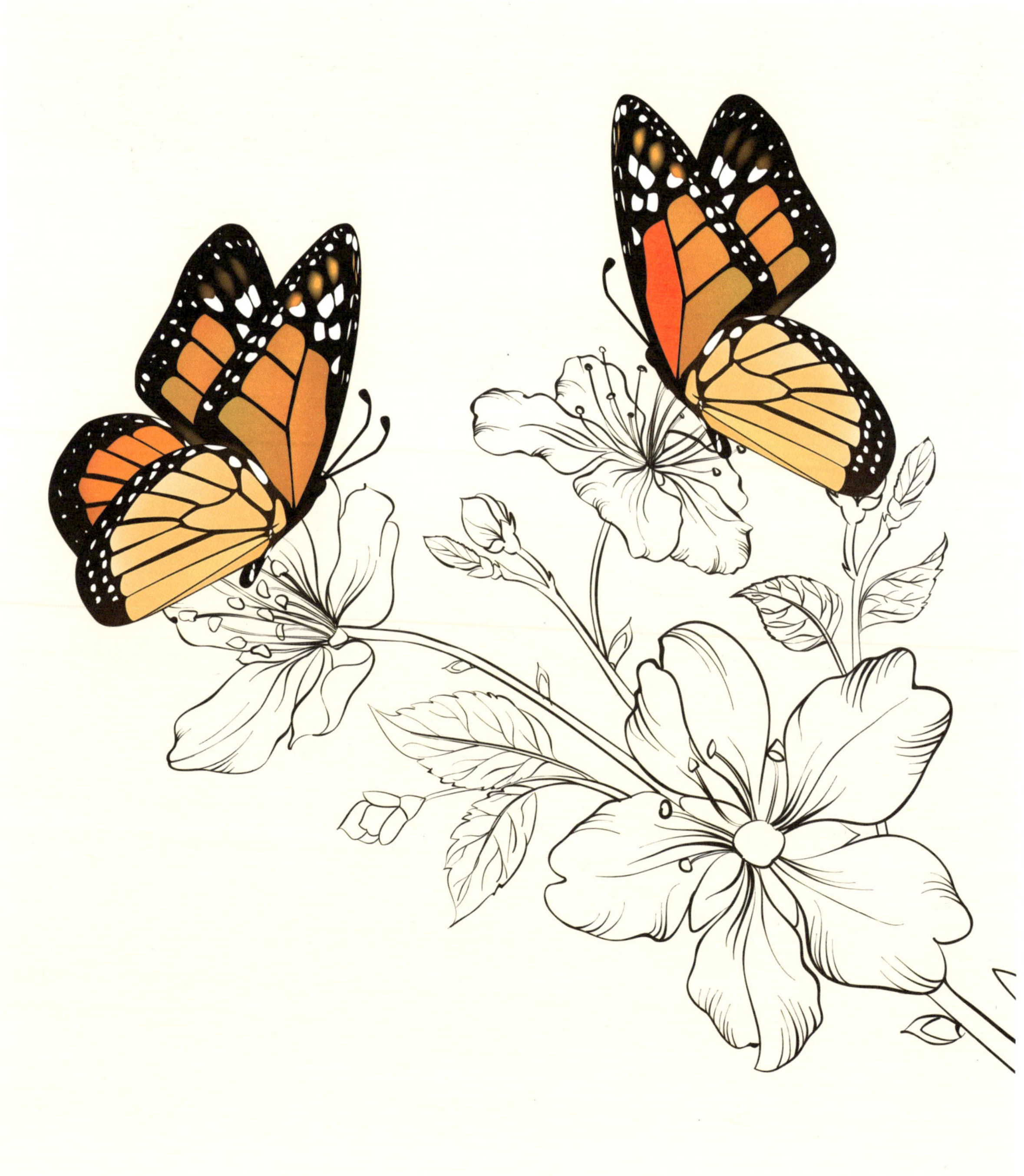

다른 곳
3 곳

찾은 곳
곳

걸린 시간
분
초

만다라 세러피 02

만다라에는 마음의 소리에 귀 기울이게 하는 명상 효과가 있습니다.

색칠치유

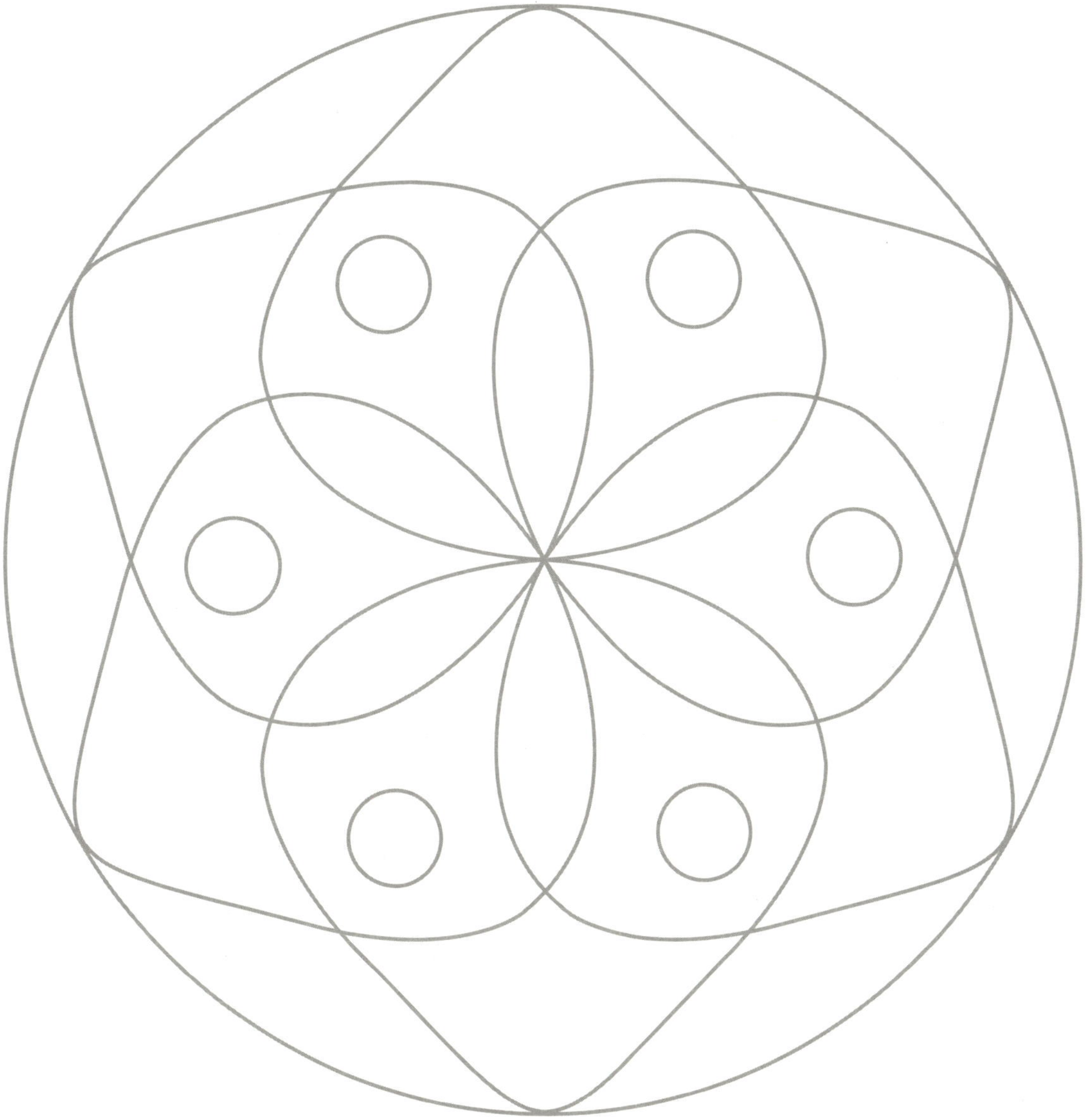

02 채소

회상하며
색칠하기

오가는 손길에
나날이 탐스러운
우리 집 안마당
담장 아래 채마밭

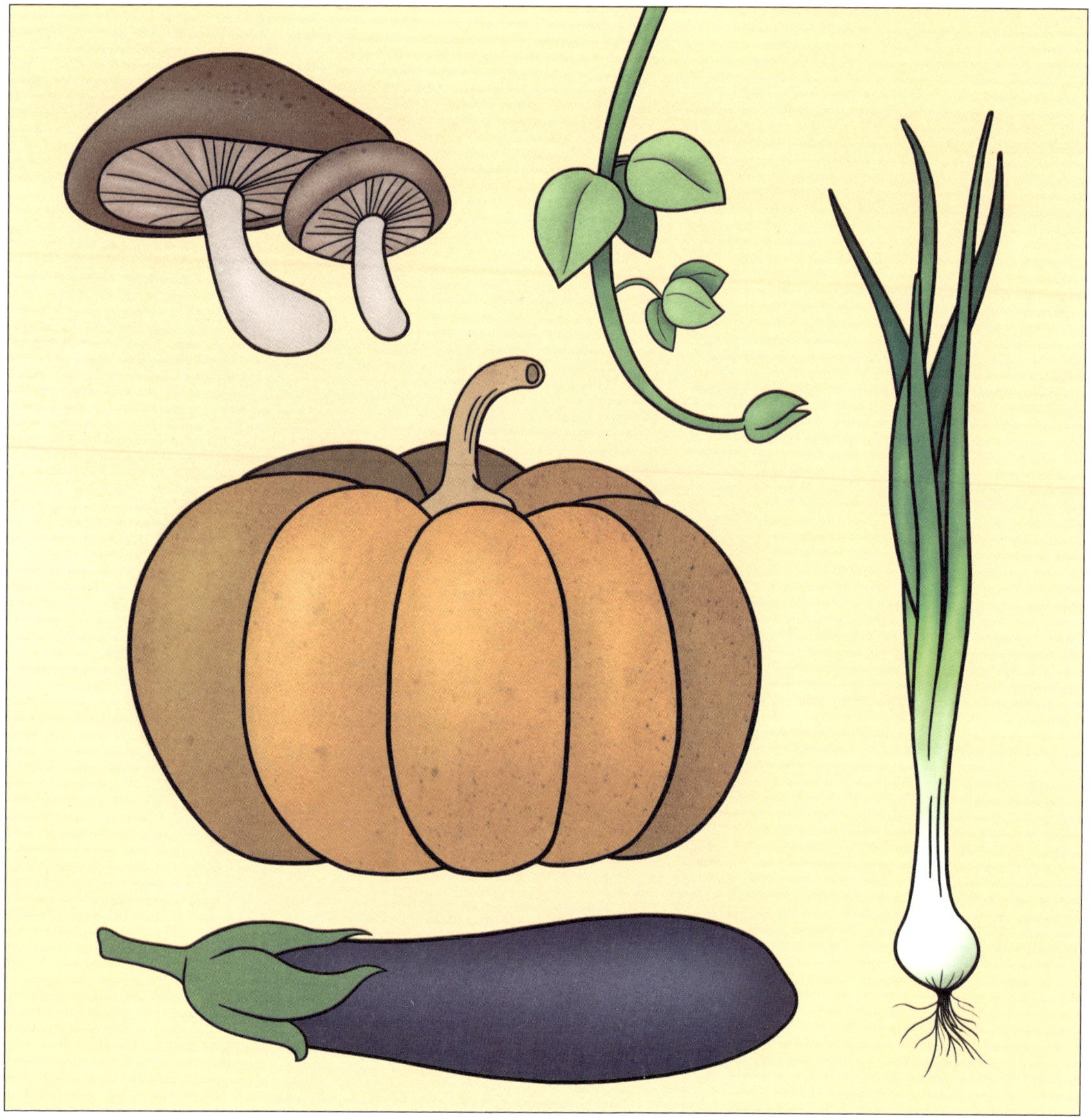

걸린 시간
분

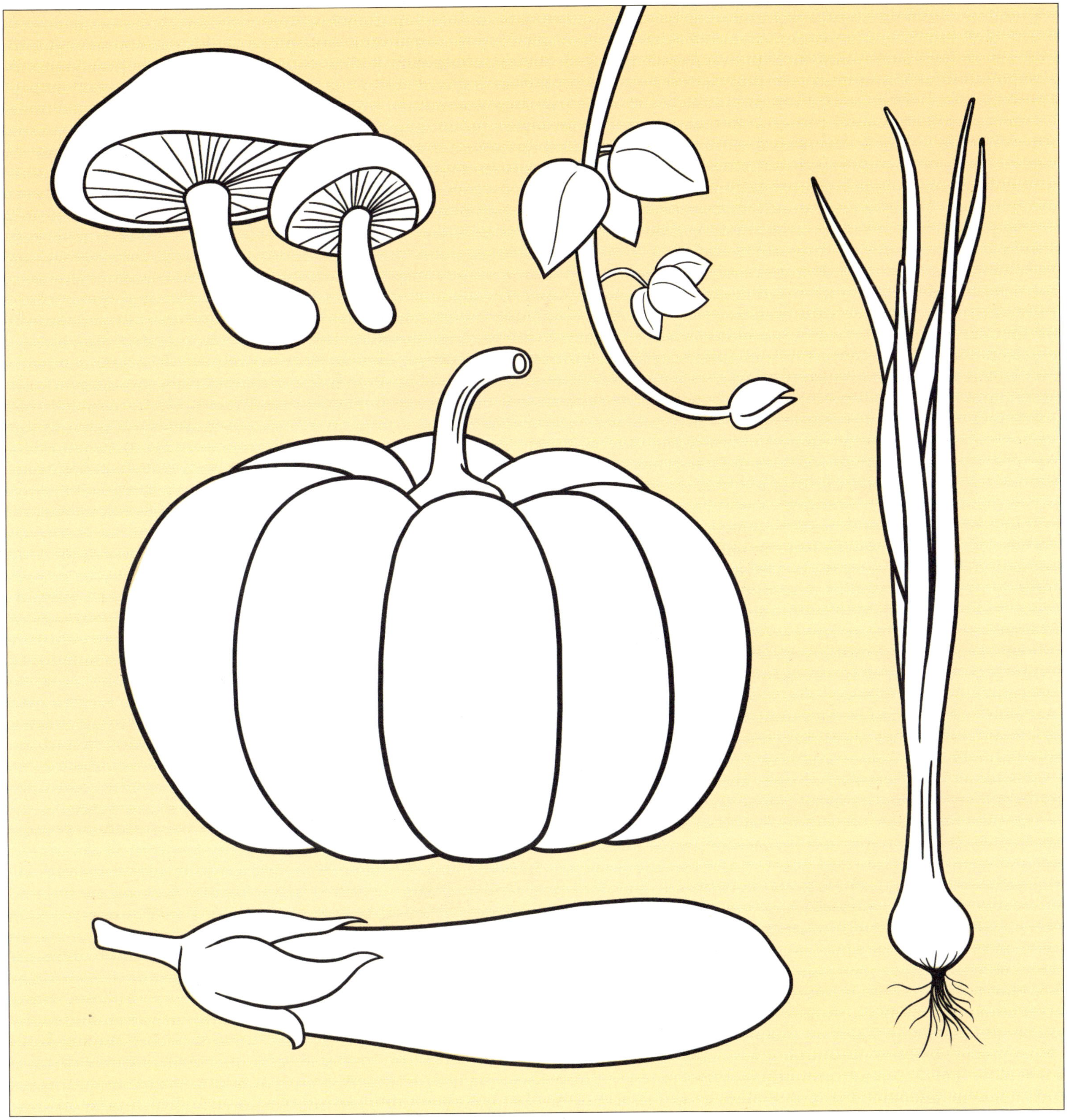

03 다른 그림 찾기

두뇌회전 모양이 다른 참새를 찾아봅시다.

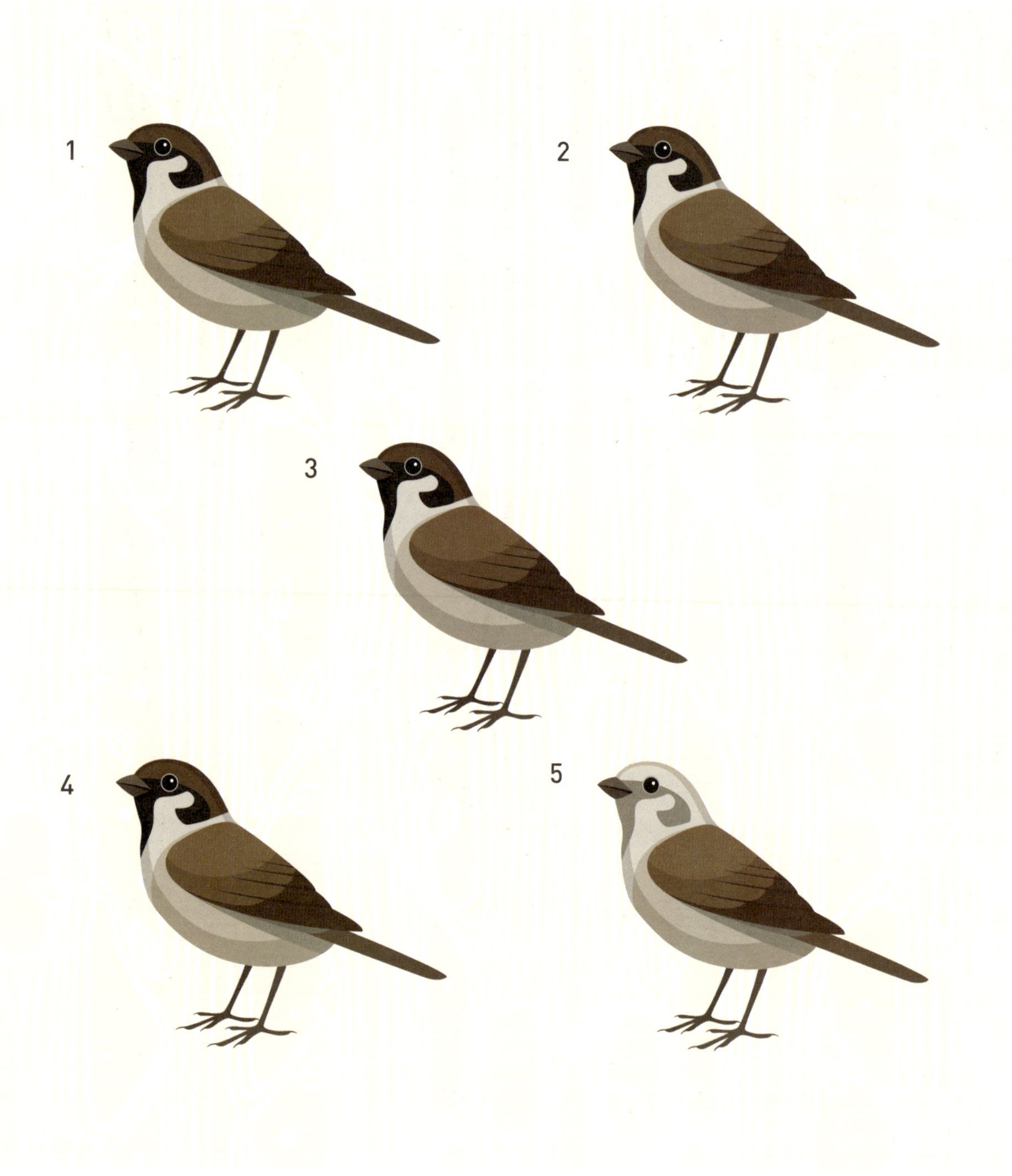

다른 것

_____ 번

걸린 시간

_____ 분

_____ 초

만다라 세러피 03

치유의 그림 만다라를 자유롭게 색칠해보세요. **색칠치유**

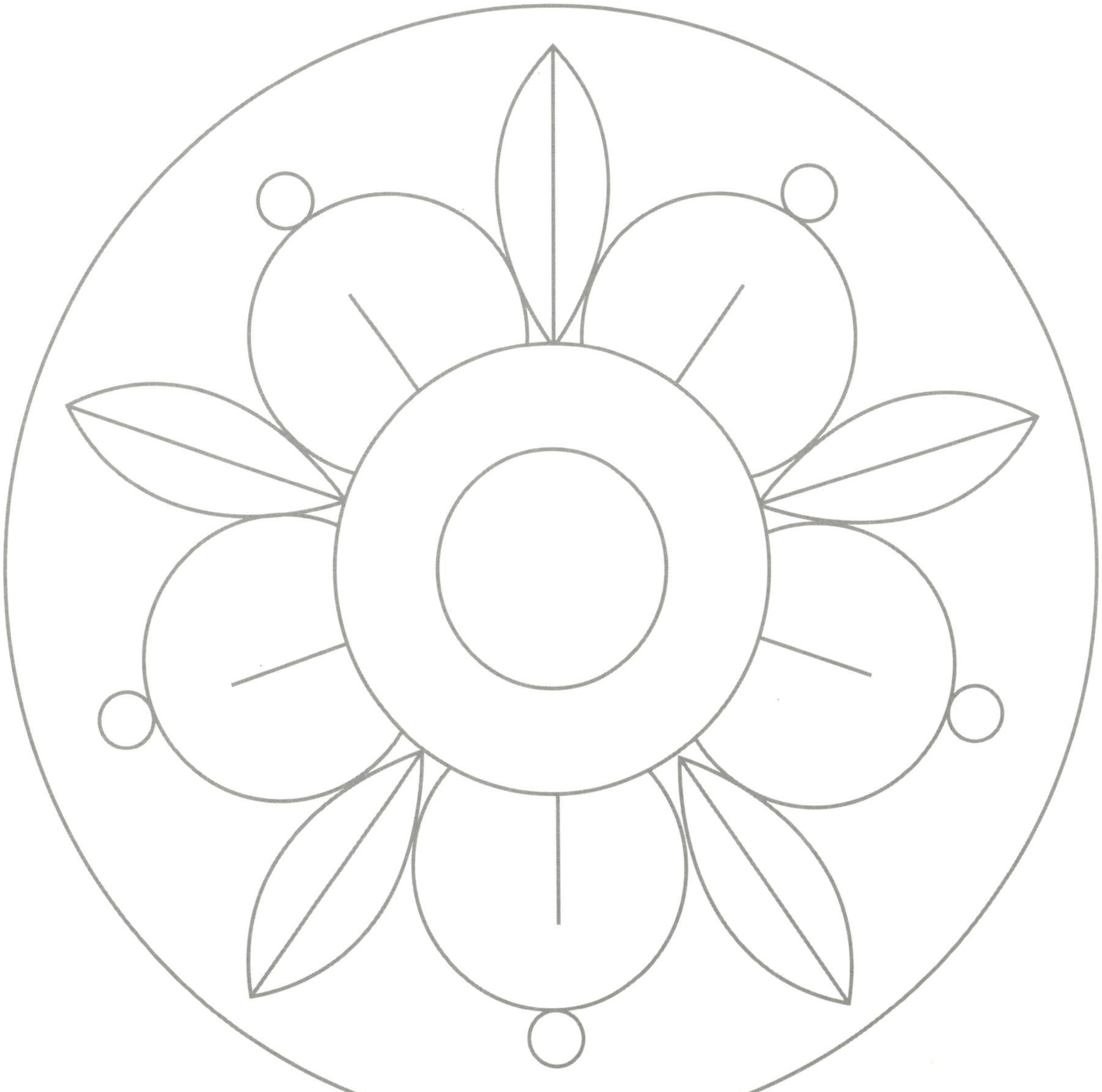

03 맨드라미

회상하며
색칠하기

장독대 옆 줄지어 선
알록달록 작은 꽃
까슬까슬 휘청휘청
껑충한 맨드라미

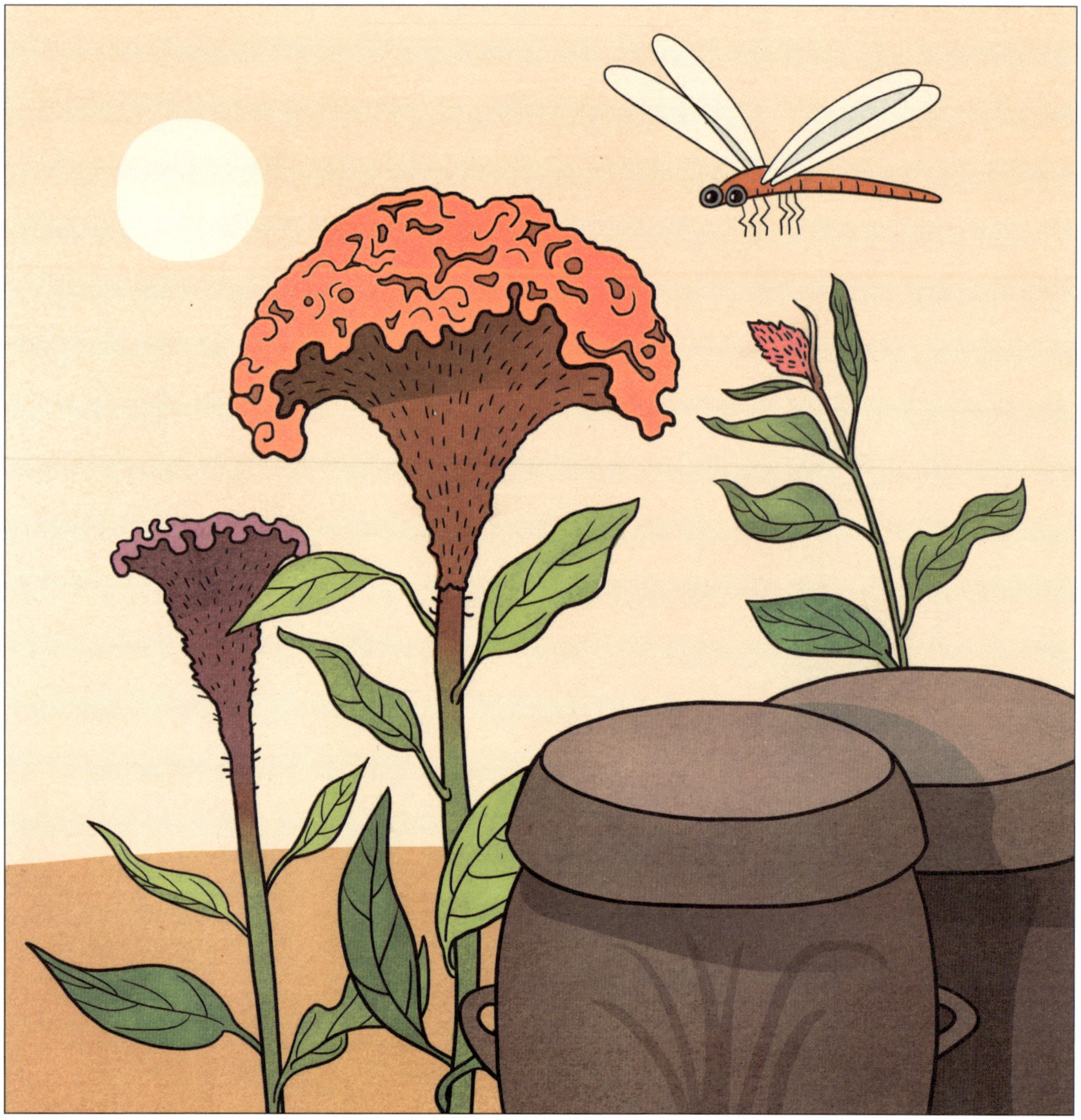

걸린 시간
분

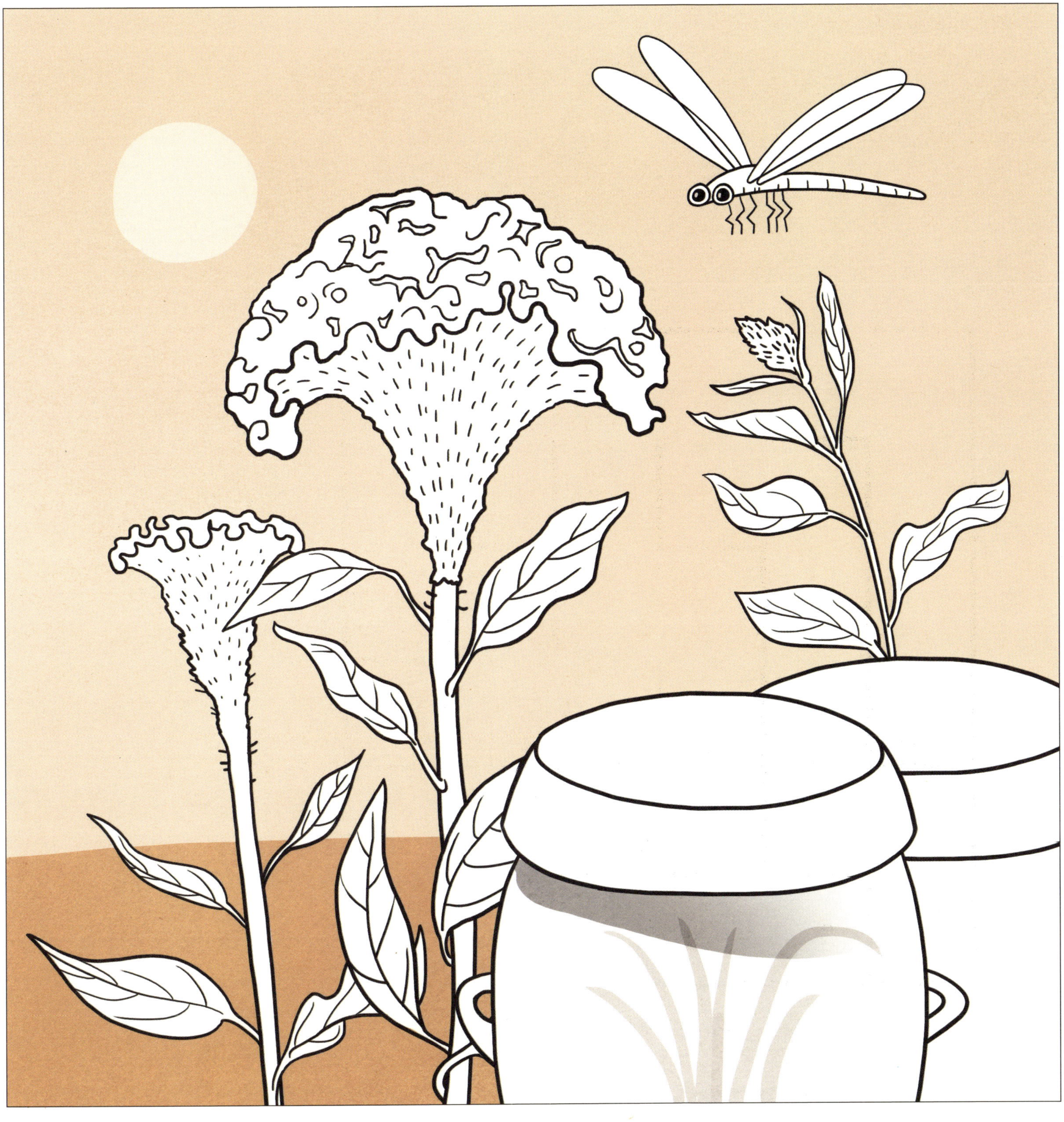

04 미로 찾기

두뇌회전 화살표를 따라 길을 찾아 나가봅시다.

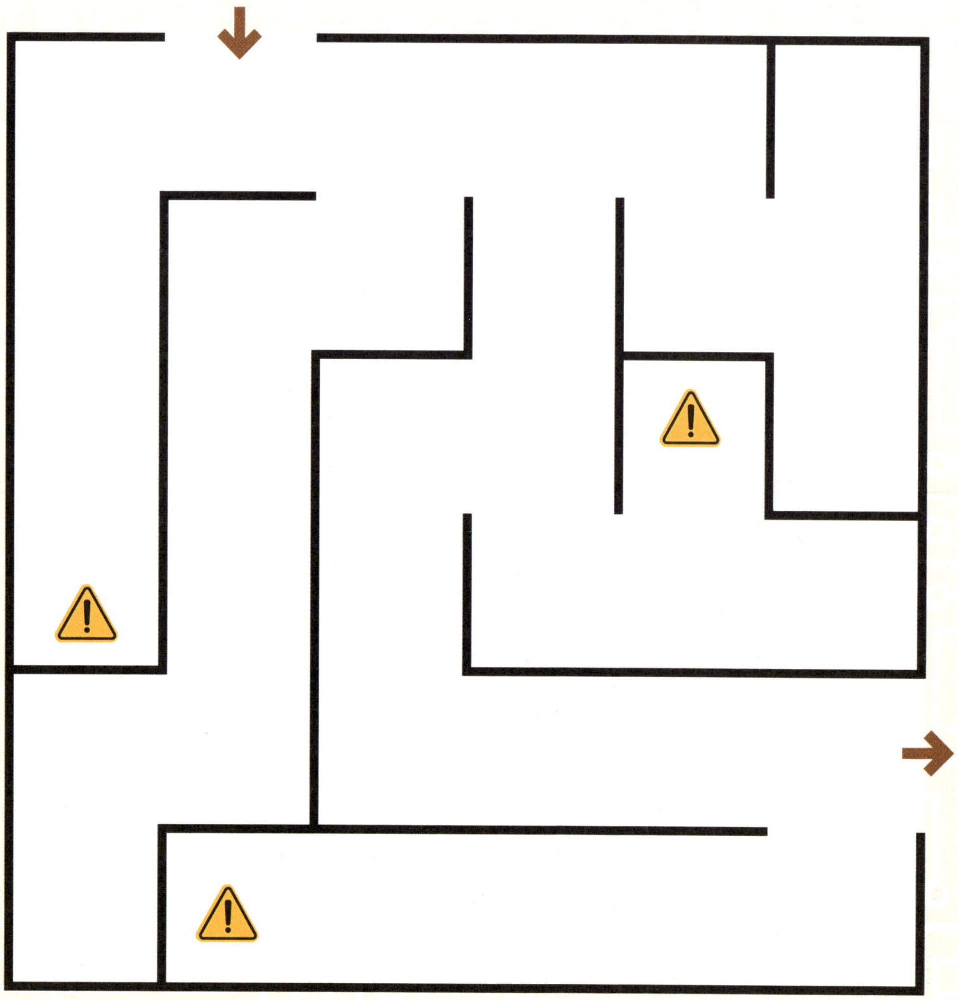

걸린 시간

분

초

만다라 세러피 04

한 칸 한 칸 다른 색을 채우며 만다라 전체의 아름다움을 기대합니다. **색칠치유**

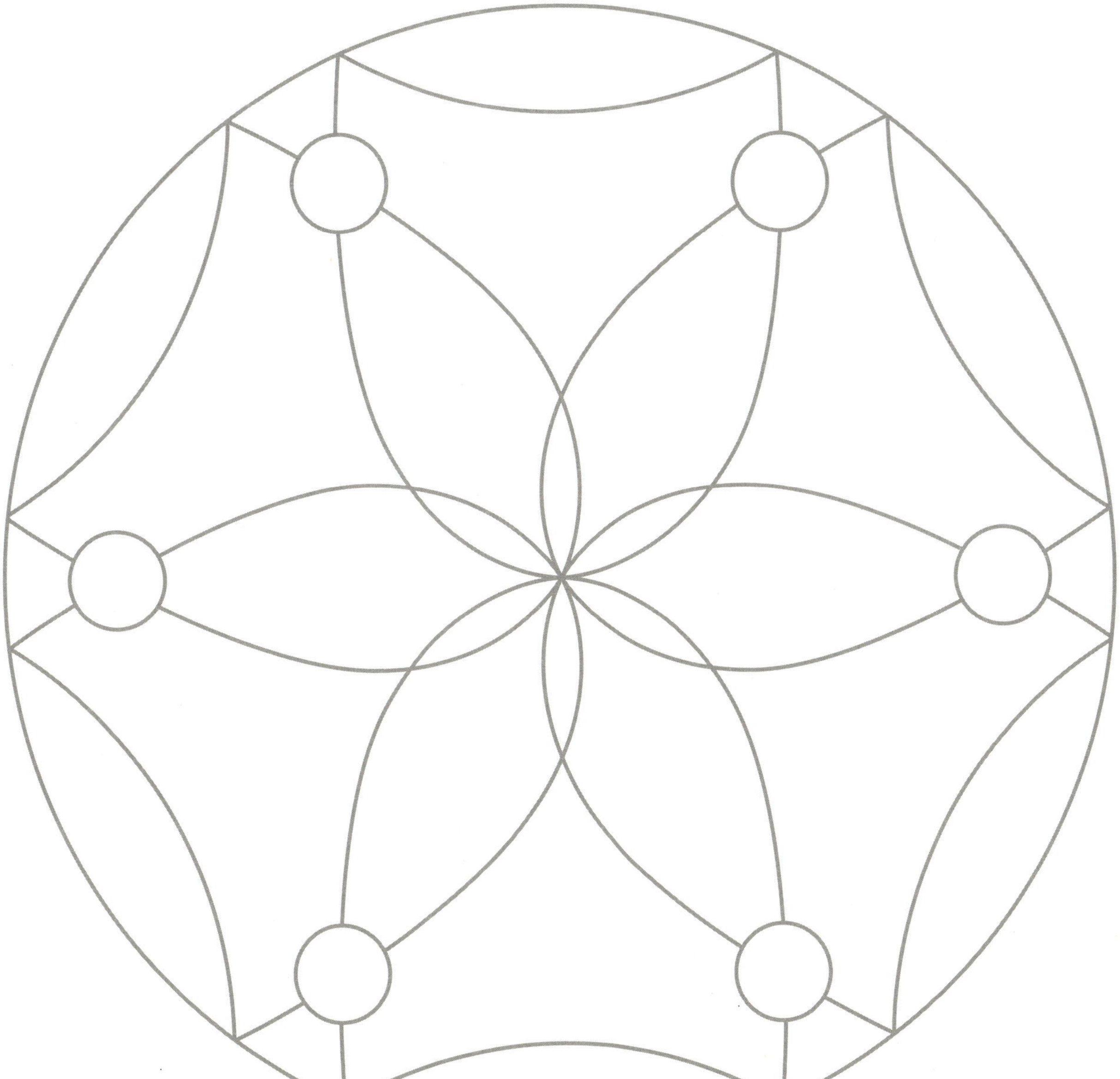

04 초충도

회상하며
색칠하기

키 작은 들꽃 위로
짙어가는 자줏빛
무르익은 가지 밭에
나비 한 쌍 어른어른

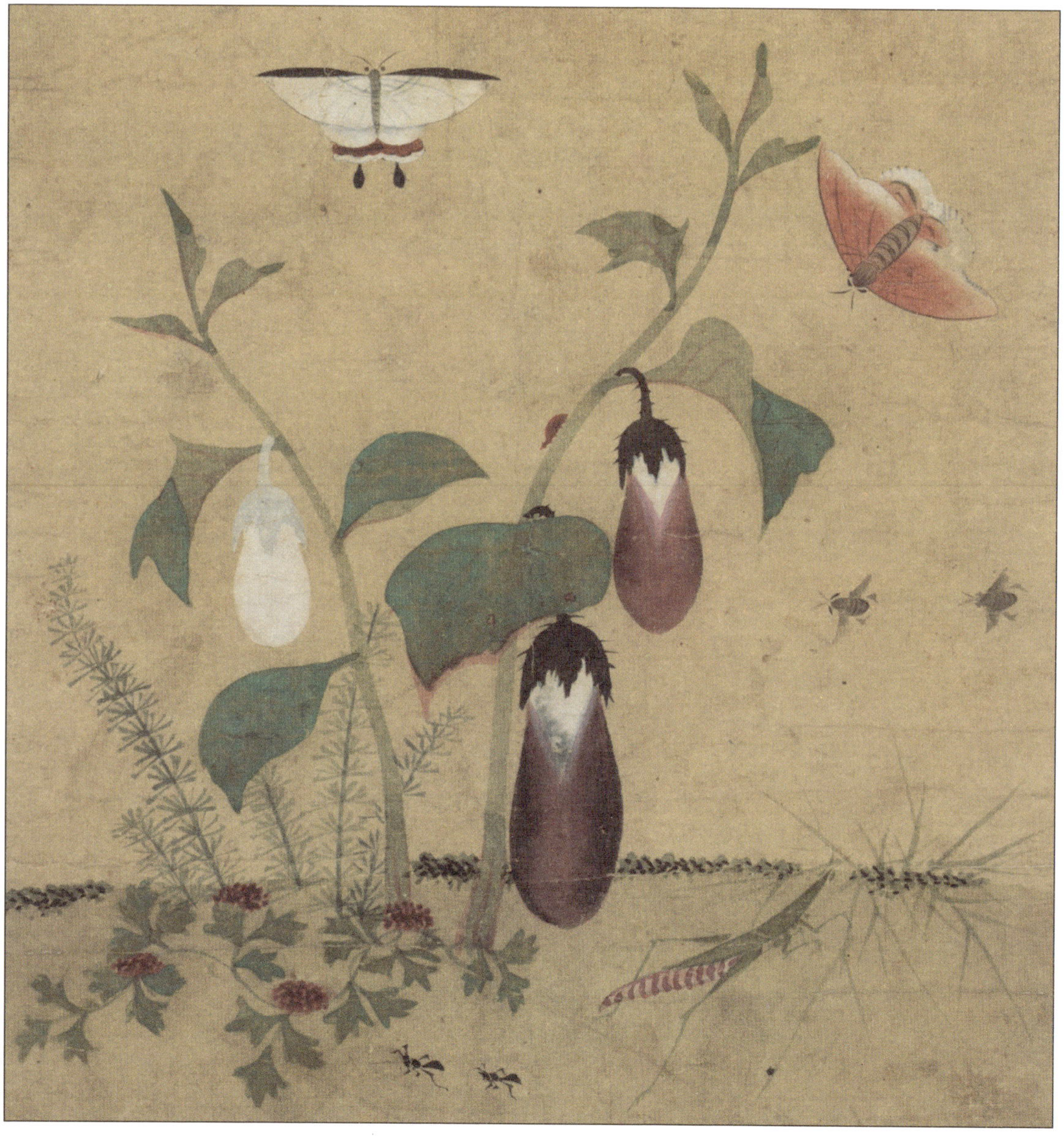

걸린 시간
분

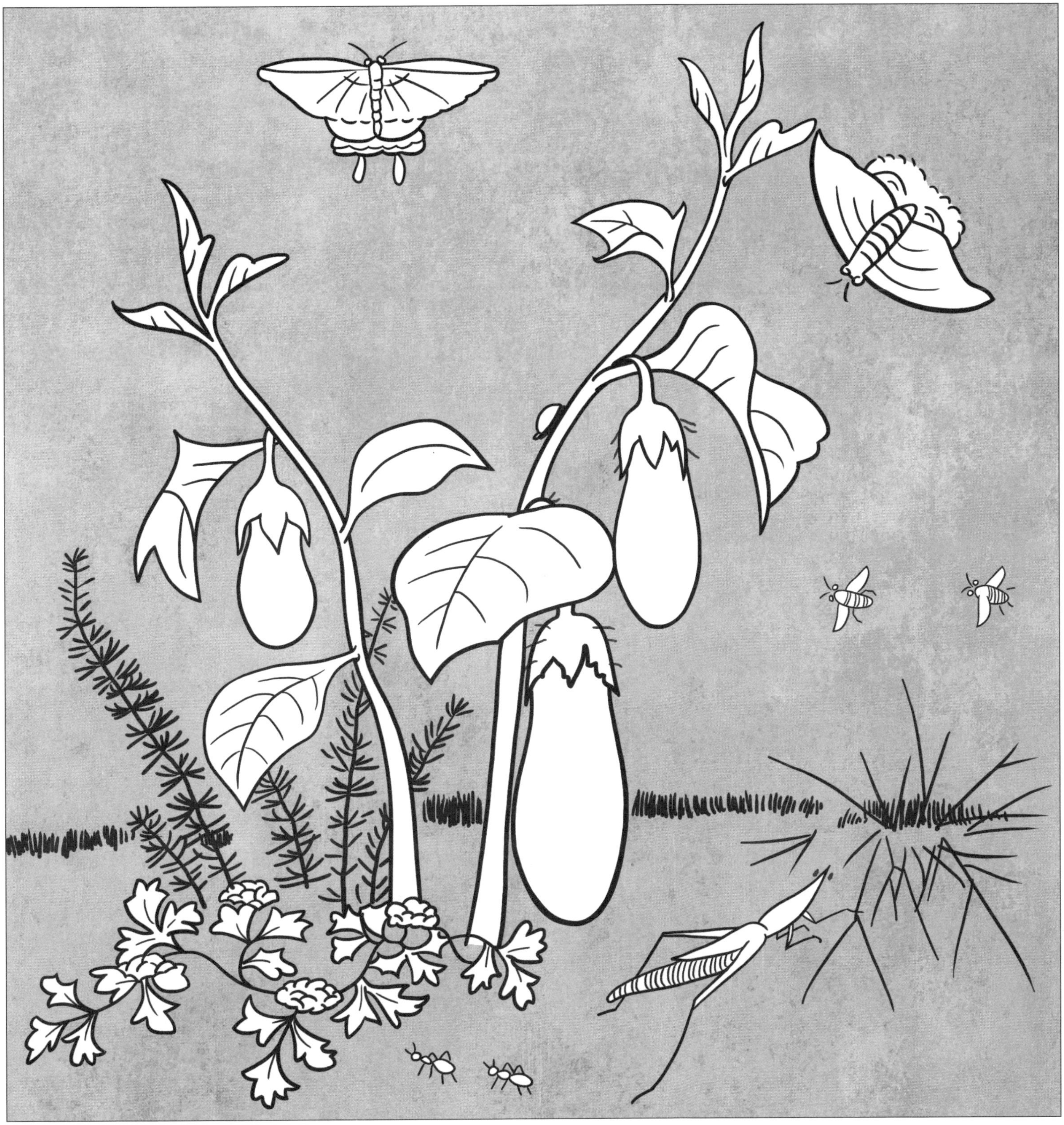

05 같은 그림 연결하기

두뇌회전 같은 그림 세 개가 나란히 이어진 것을 찾아 선을 그어보세요.

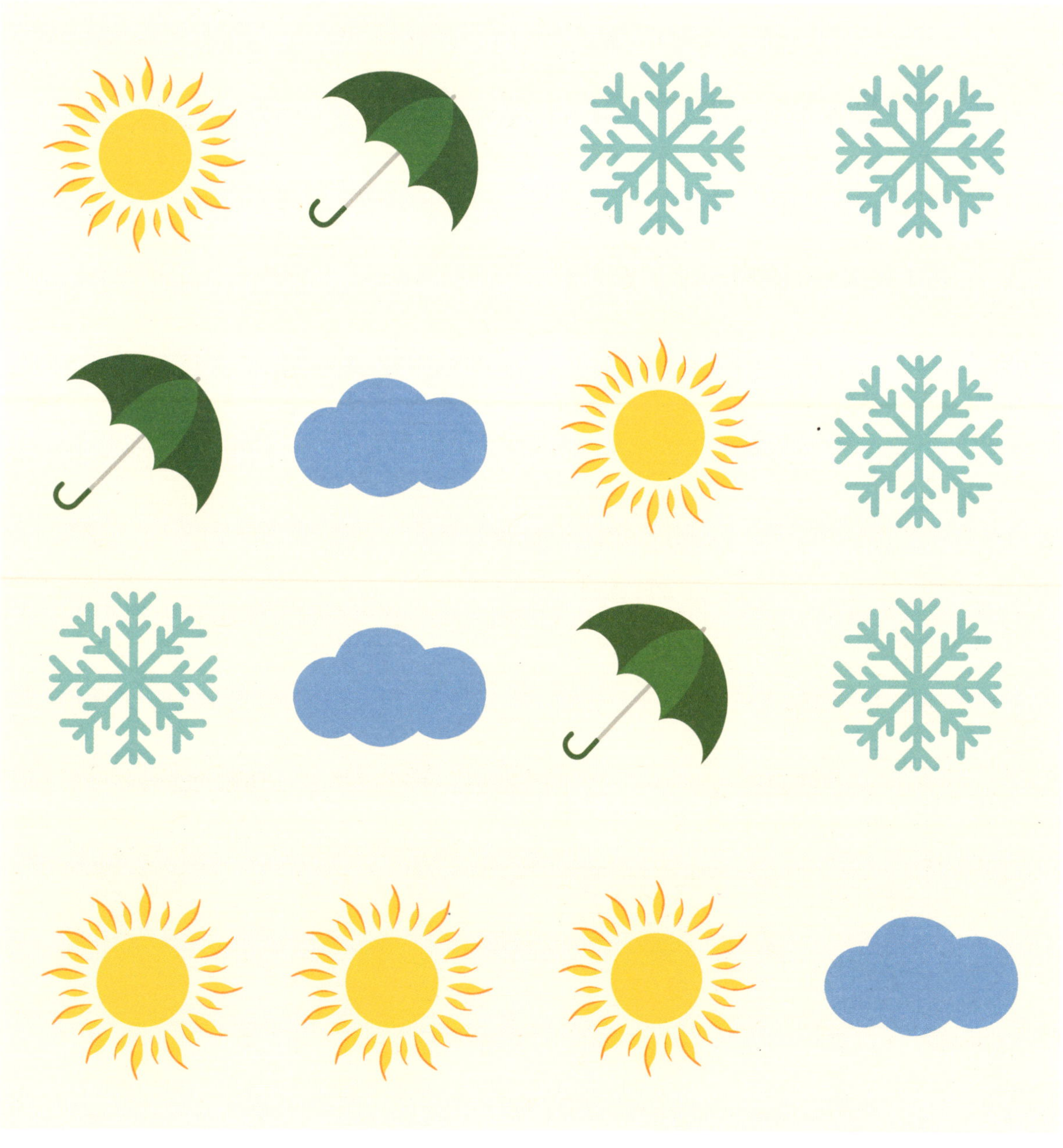

걸린 시간

분

초

만다라 세러피 05

같은 만다라라도 색칠을 달리하면 저마다 다른 그림이 됩니다. **색칠치유**

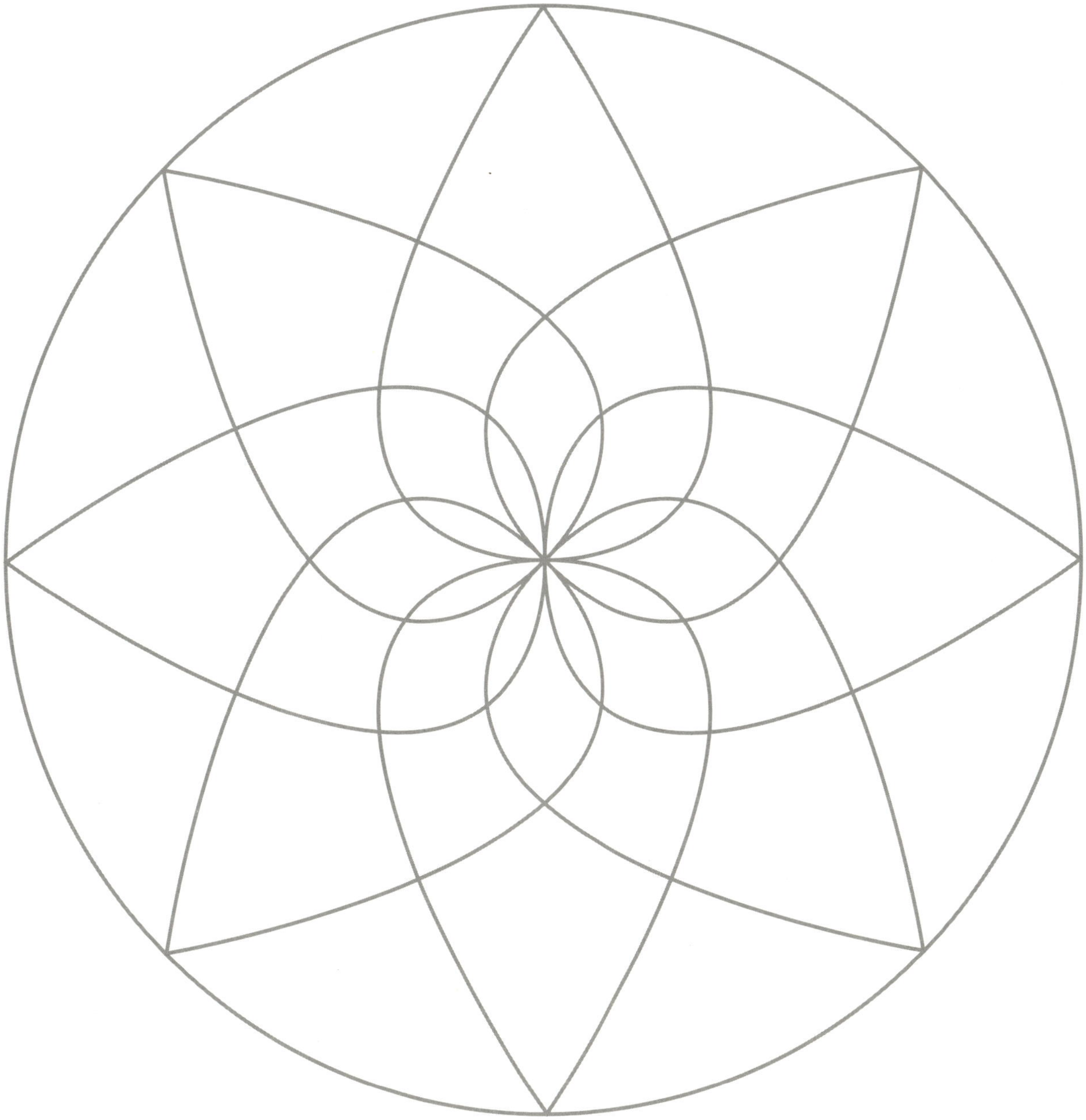

05 소고

회상하며
색칠하기

신나는 손놀림에
덩그럭 둥기덕
발끝까지 흥겨워
너도나도 들썩인다

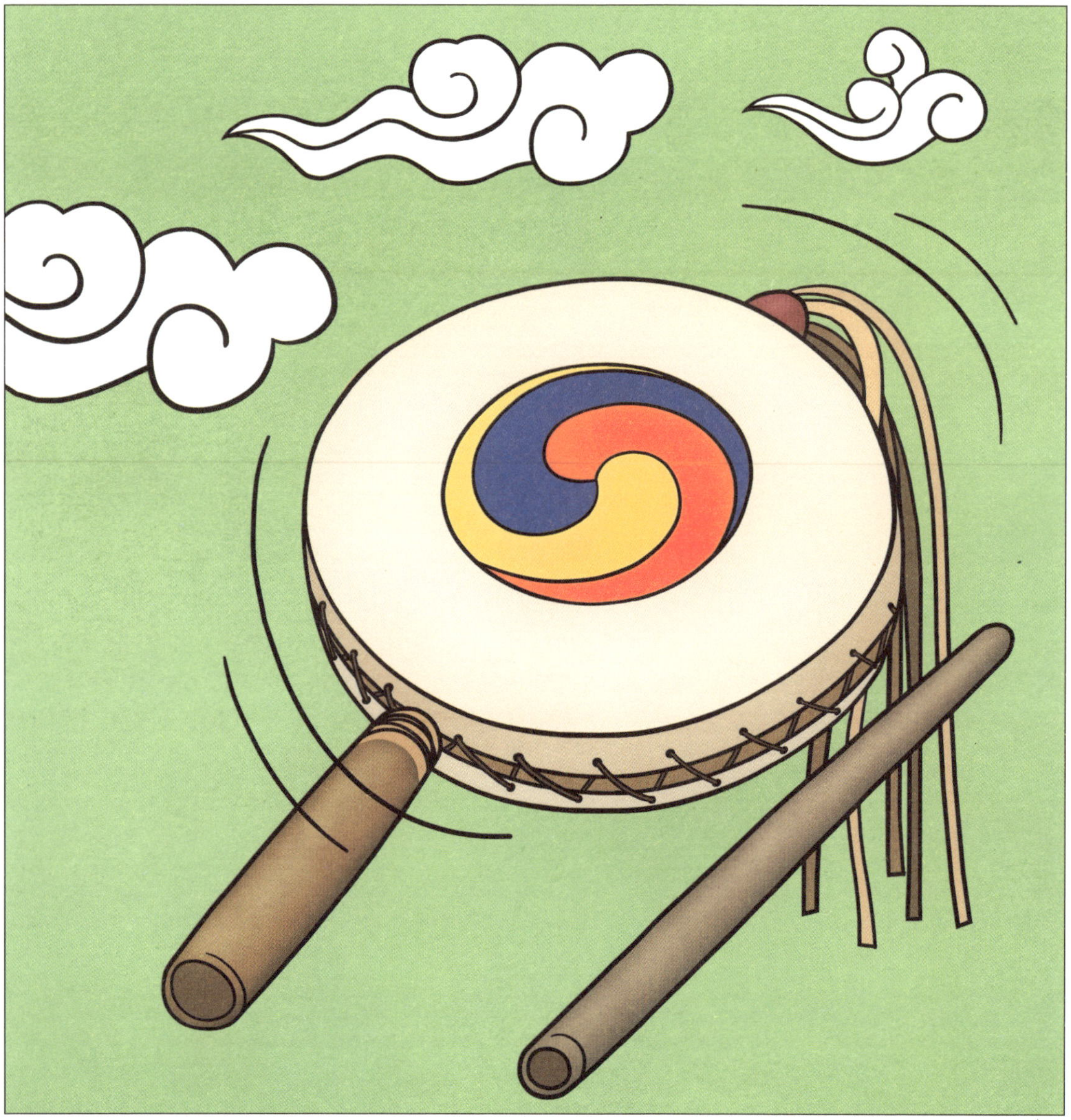

걸린 시간
분

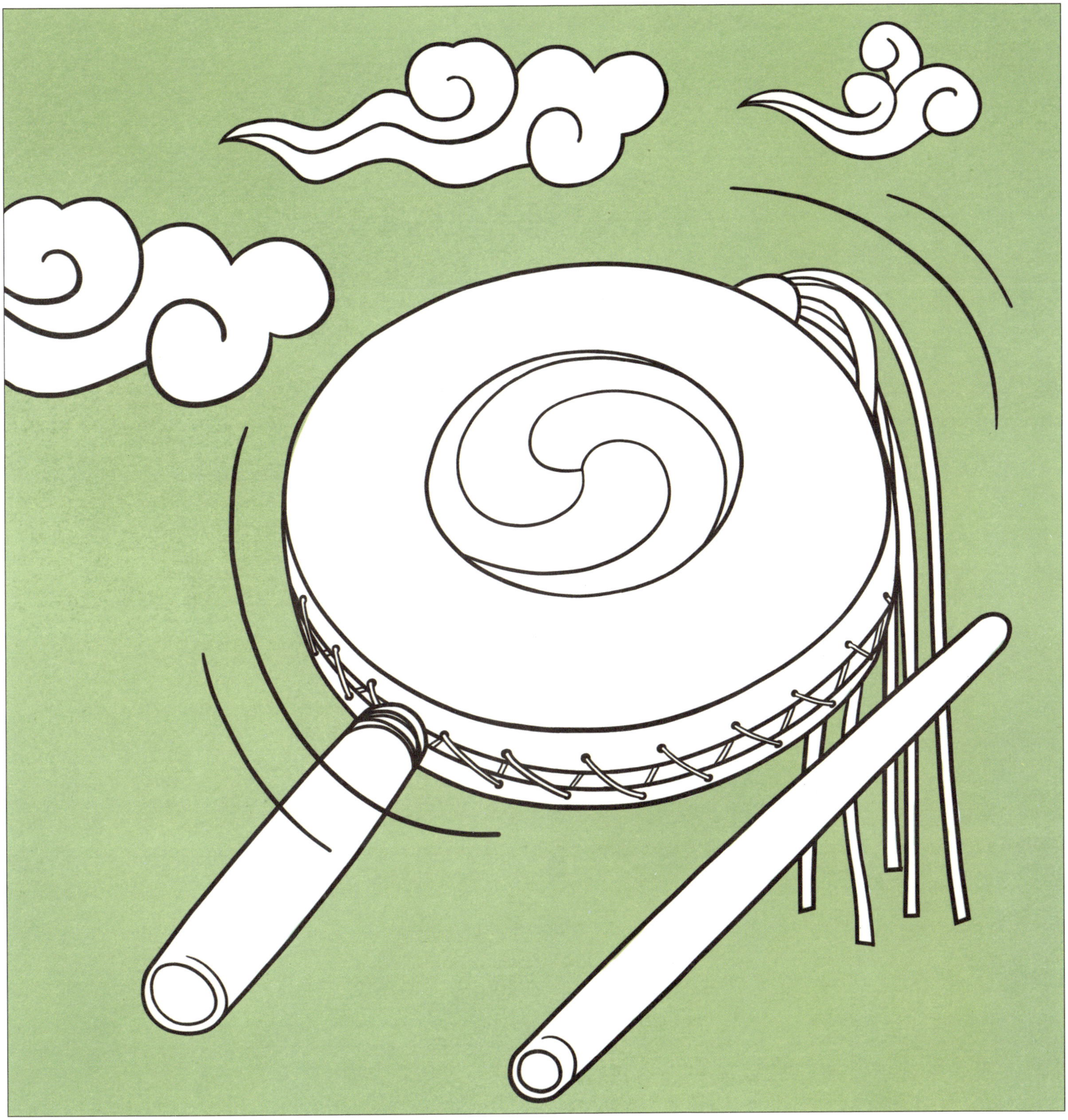

06 글자로 단어 만들기

두뇌회전 글자판에서 아래 단어들을 모두 찾아보세요.

학교 은행 우체국

한	동	장	은
육	우	경	소
교	운	무	사
편	의	학	음
당	행	청	로
체	점	시	국

걸린 시간
분
초

만다라 세러피 06

나만의 만다라를 색칠하다 보면 마음이 어디로 흐르는지 알게 됩니다. **색칠치유**

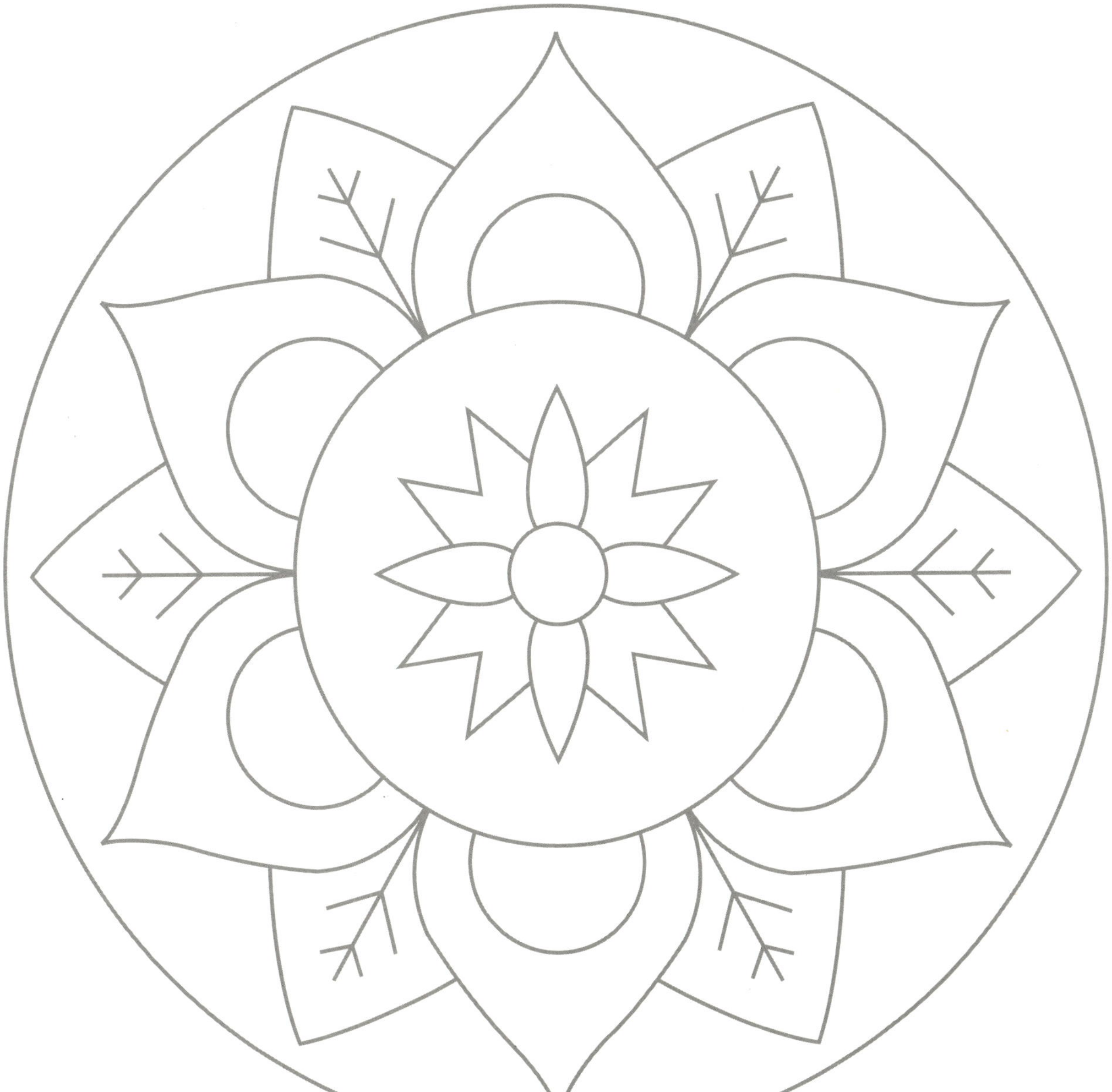

06 우리 아이 어린 시절

회상하며
색칠하기

별 바른 뜰 안 가득
넘치는 웃음소리
세상 가장 듣기 좋은
내 아이 웃음소리

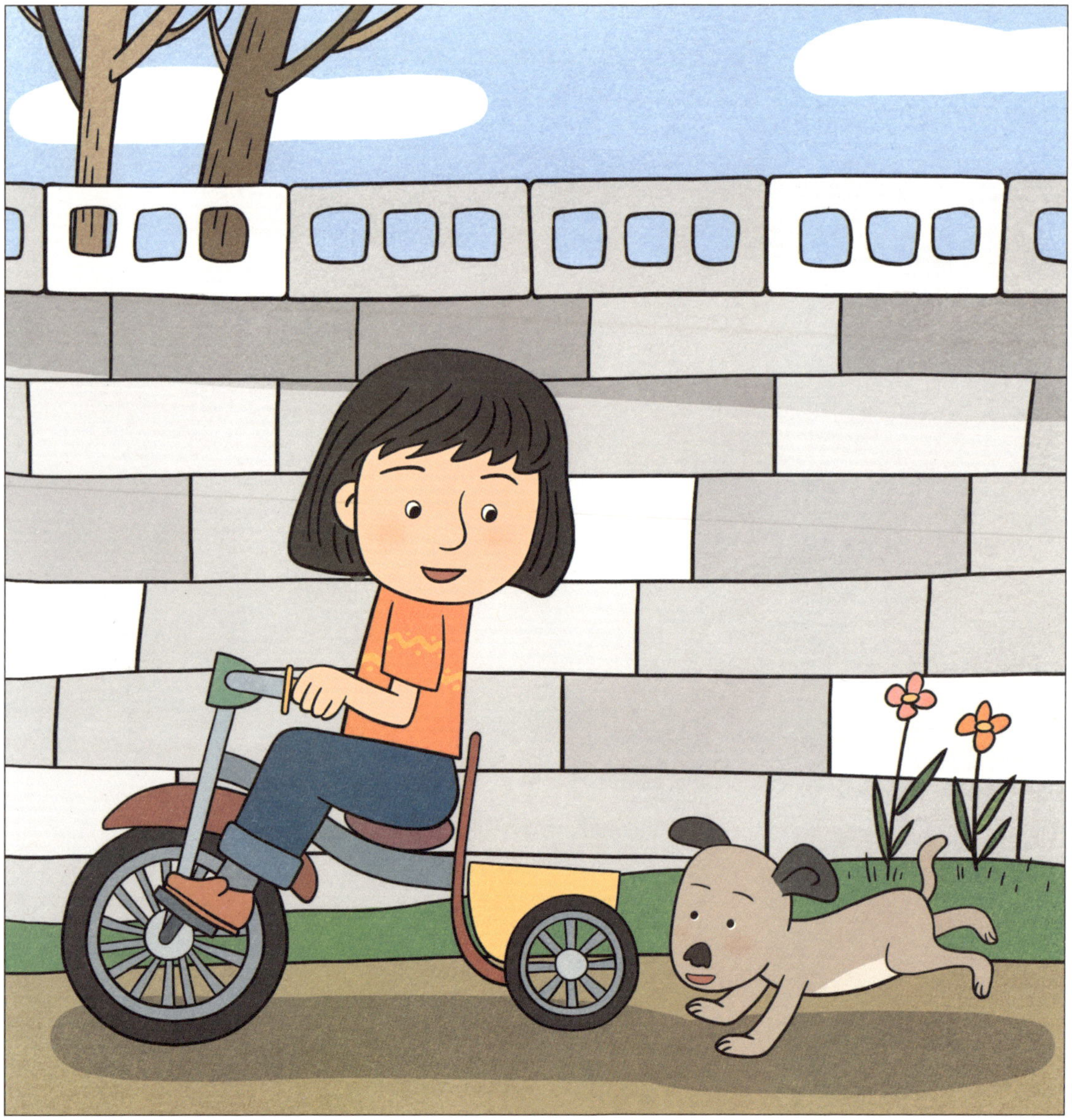

걸린 시간
분

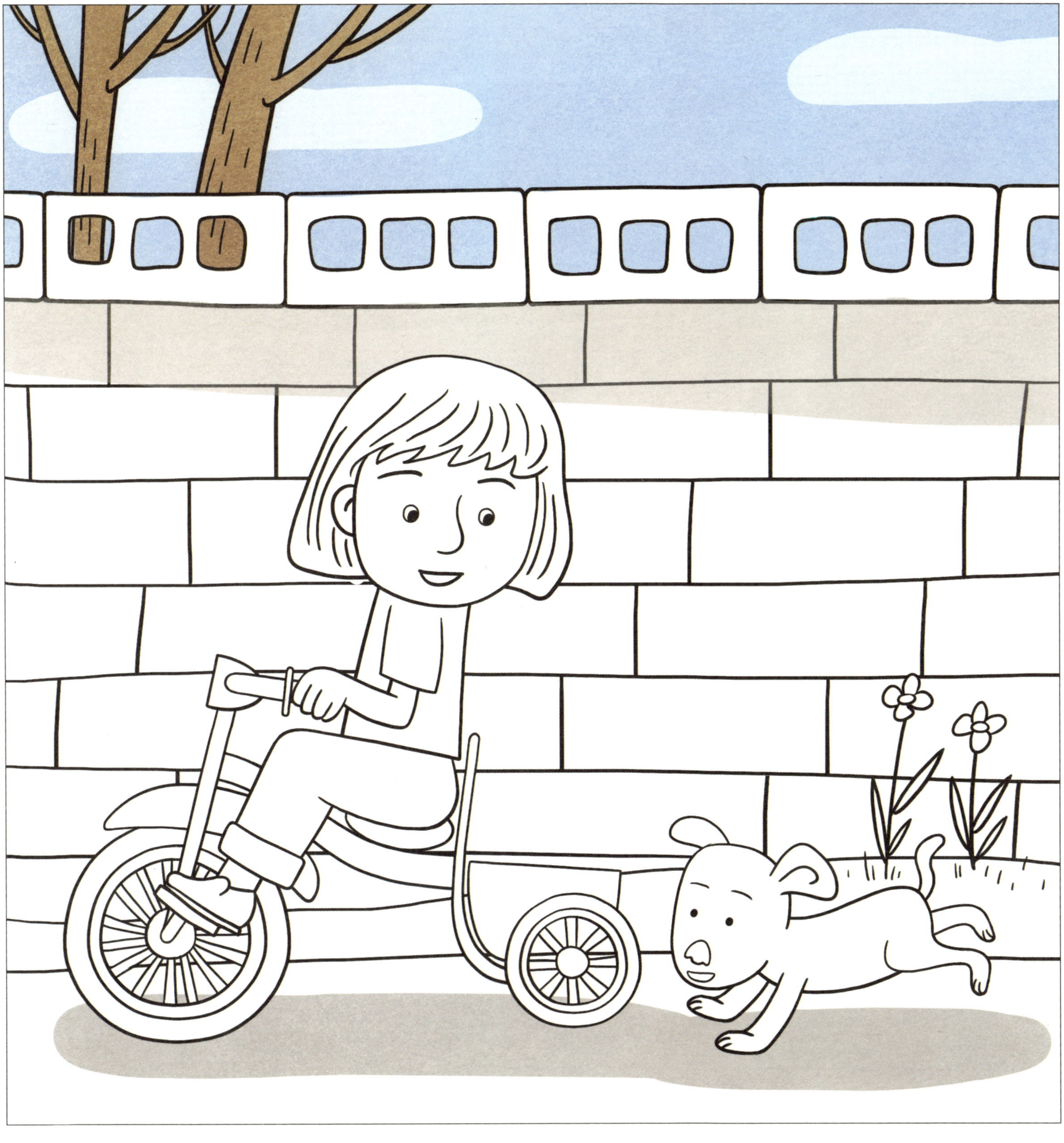

07 같은 모양 찾기

두뇌회전 모양과 색깔이 똑같은 배 한 쌍을 찾아봅시다.

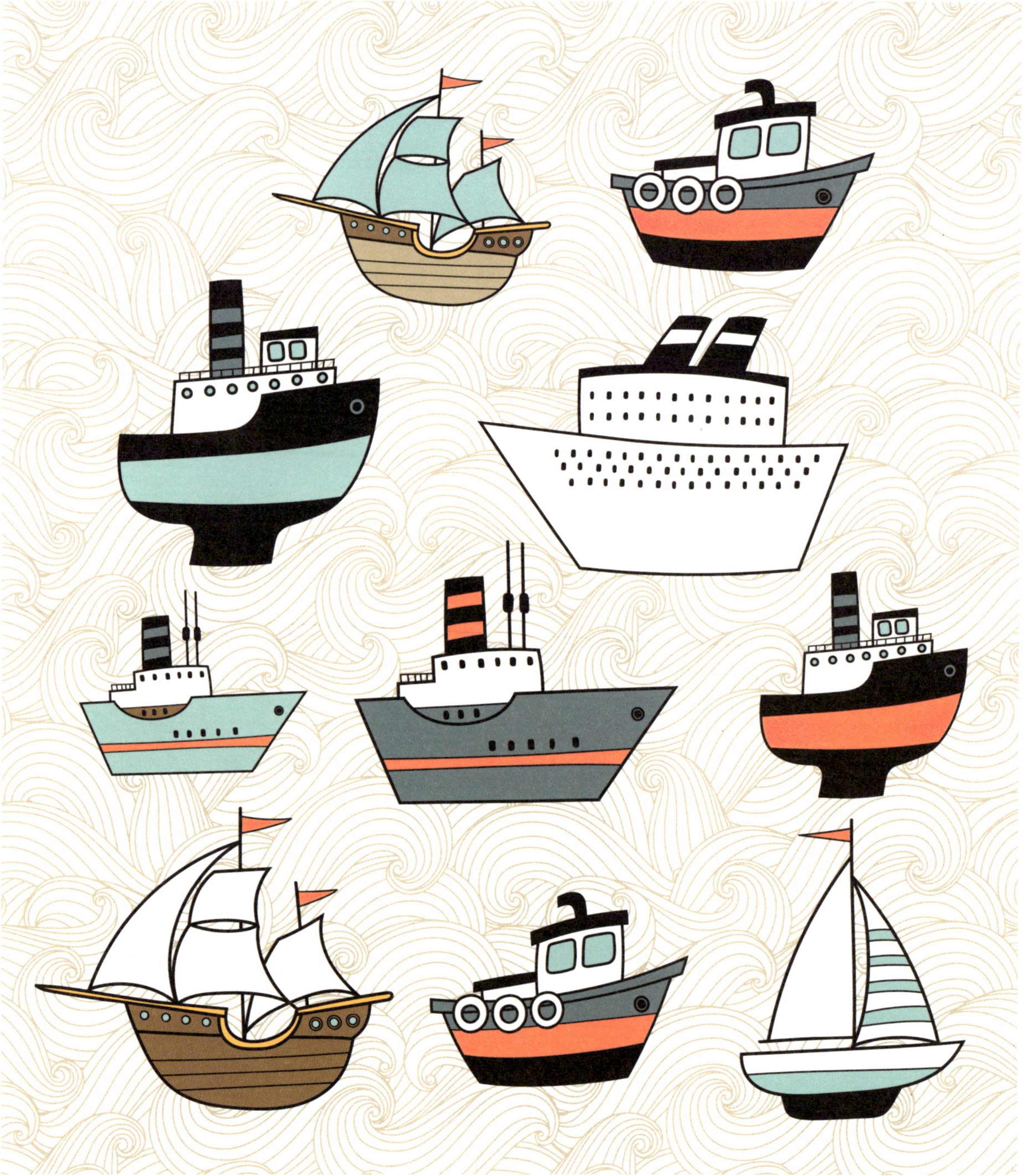

걸린 시간

분

초

만다라 세러피 07

반복되는 형태와 리듬감을 살려 색칠해보세요. **색칠치유**

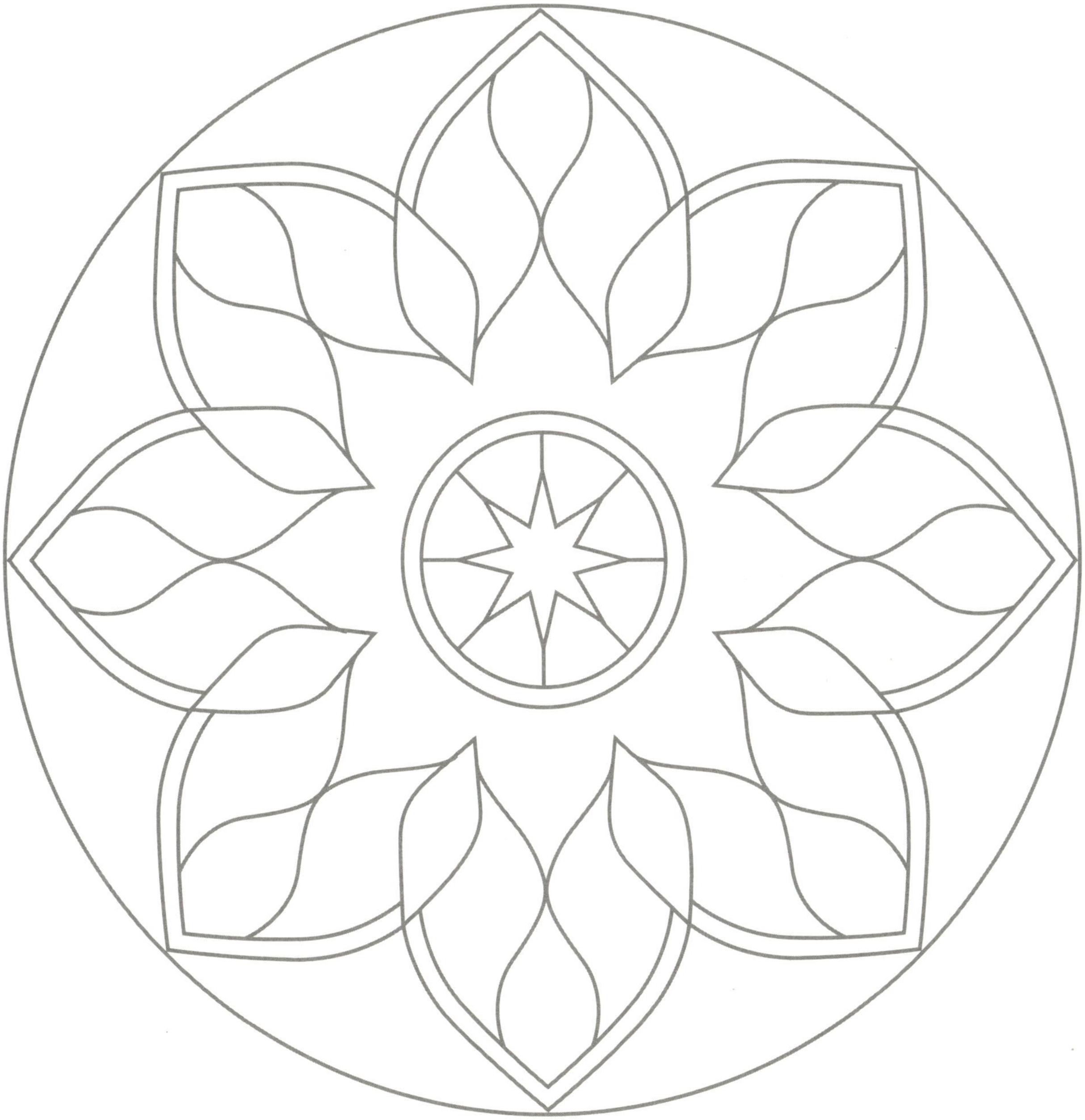

07 복주머니

회상하며
색칠하기

무엇이 들었을까
봉긋한 비단 주머니
하나 둘 모아 넣은
보물 주머니

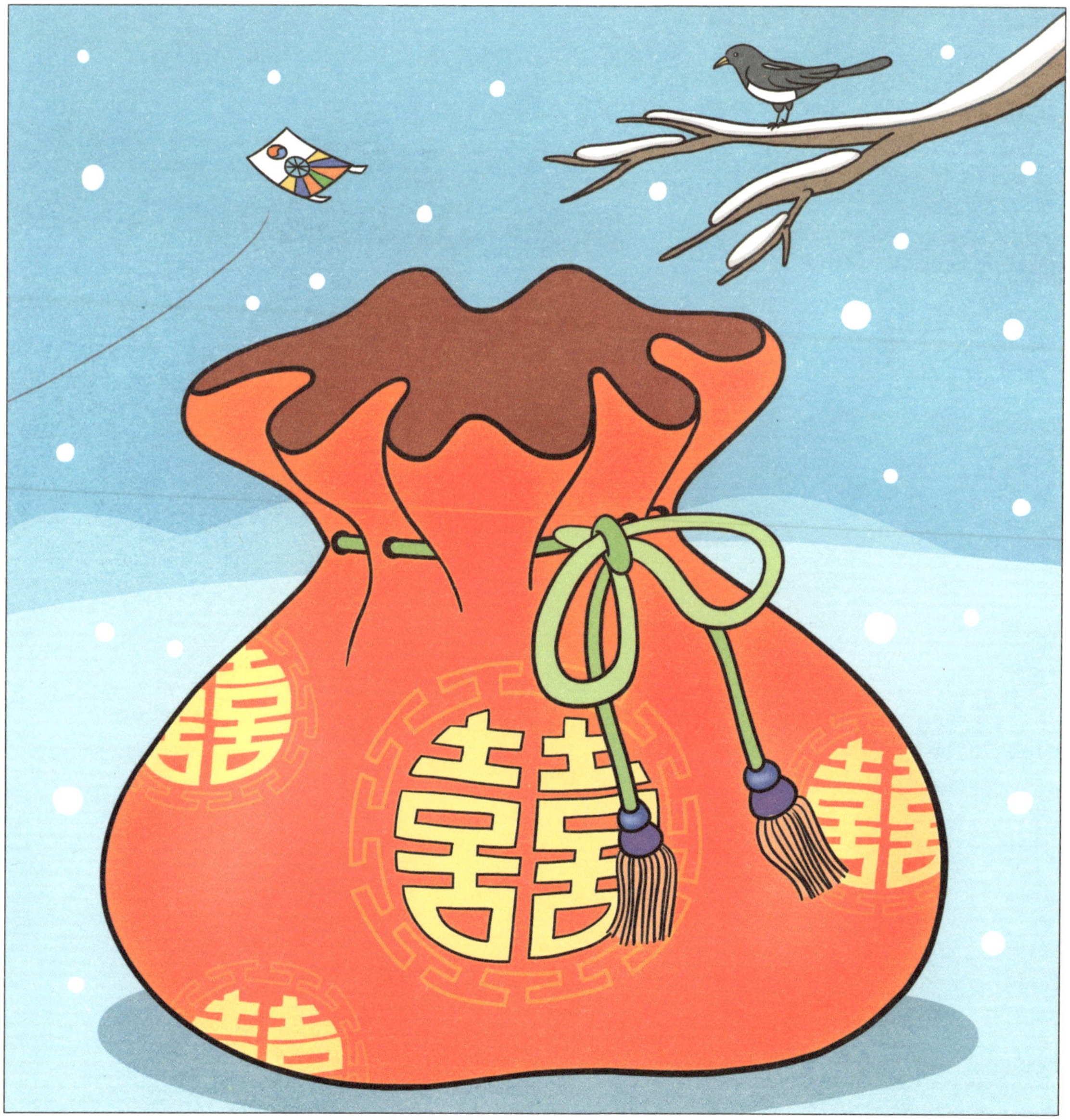

걸린 시간
분

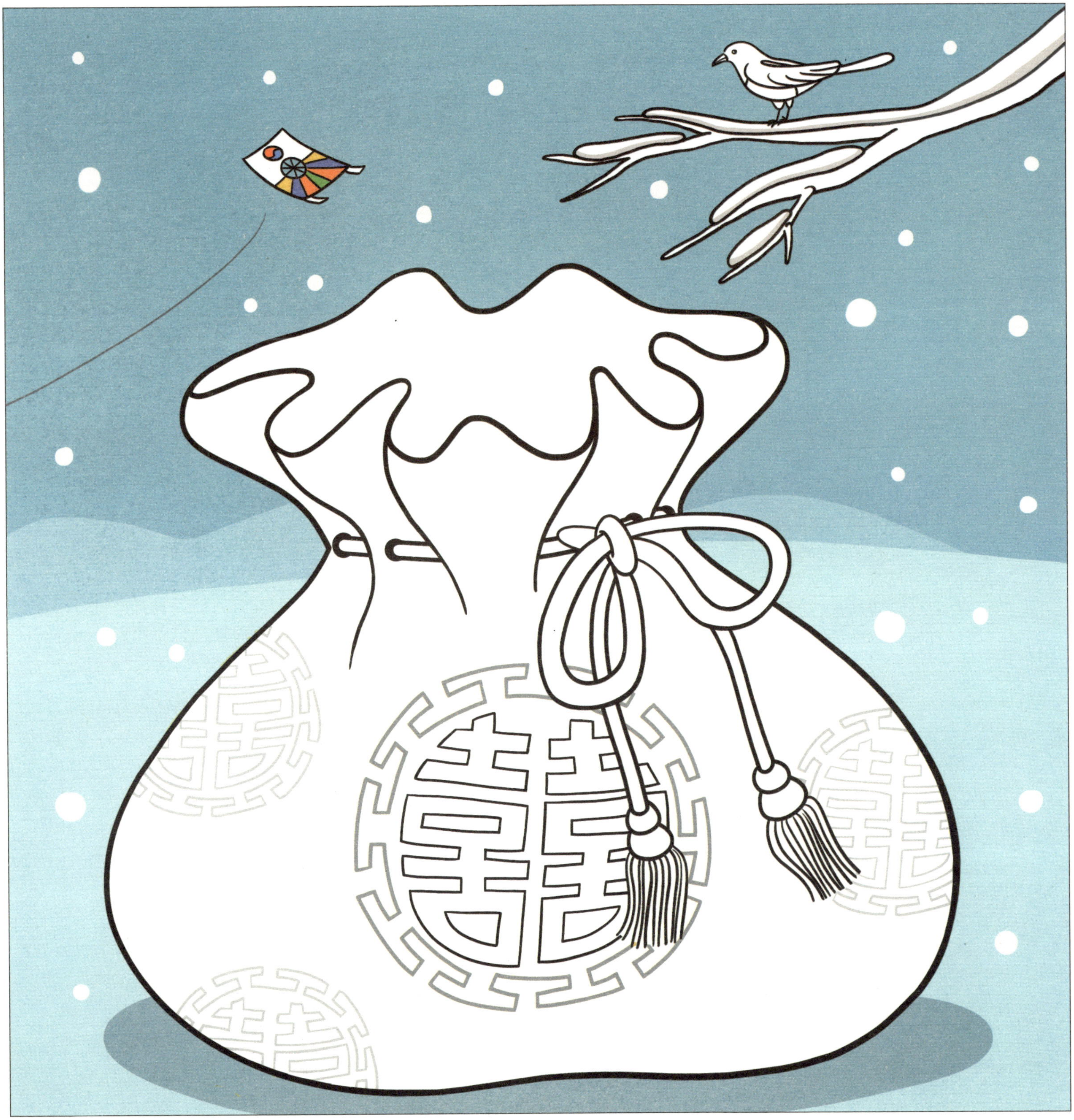

08 다른 부분 찾기

두뇌회전 두 그림에서 다른 부분 네 군데를 찾아보세요.

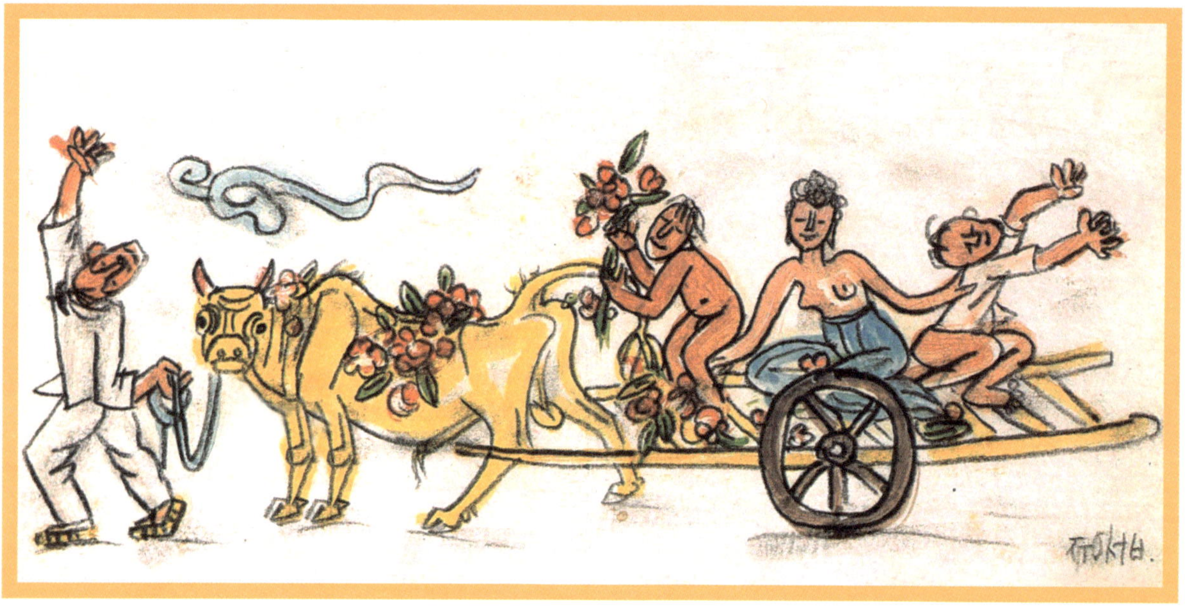

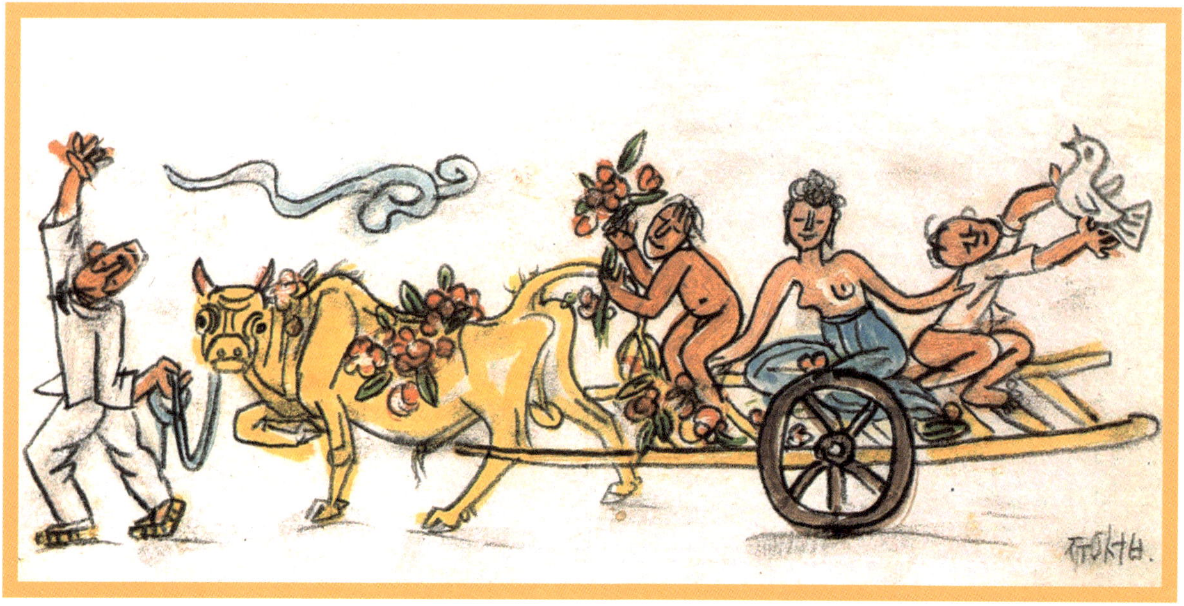

다른 곳
3 곳

찾은 곳
곳

걸린 시간
분
초

만다라 세러피 08

빈칸을 채우다 보면 복잡한 생각이 사라지고 평온해집니다. **색칠치유**

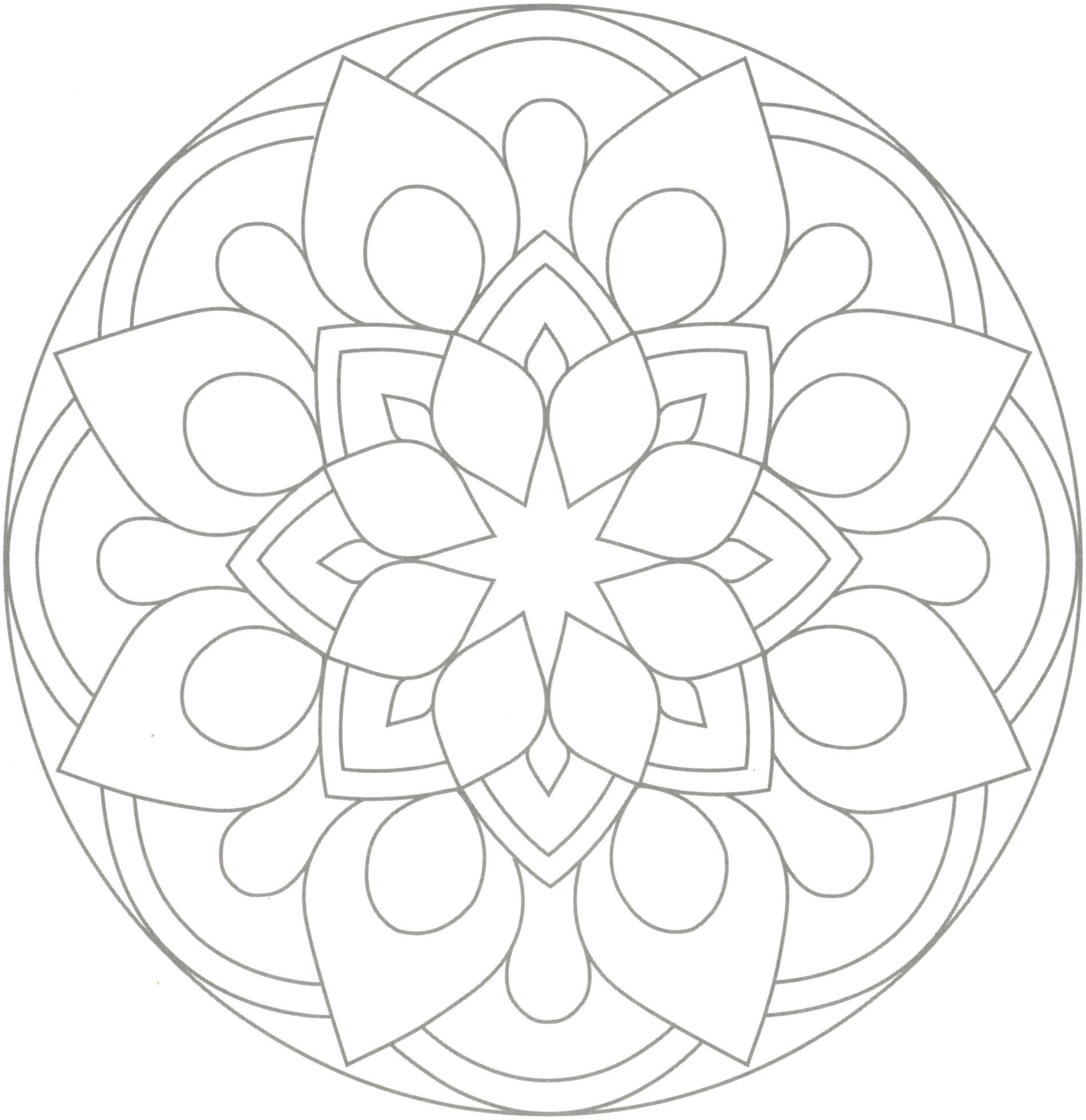

08 한복

회상하며
색칠하기

새로 지은 때때옷
곱게 다려놓고
새 옷 뽐낼 생각하니
빨리 아침이 왔으면

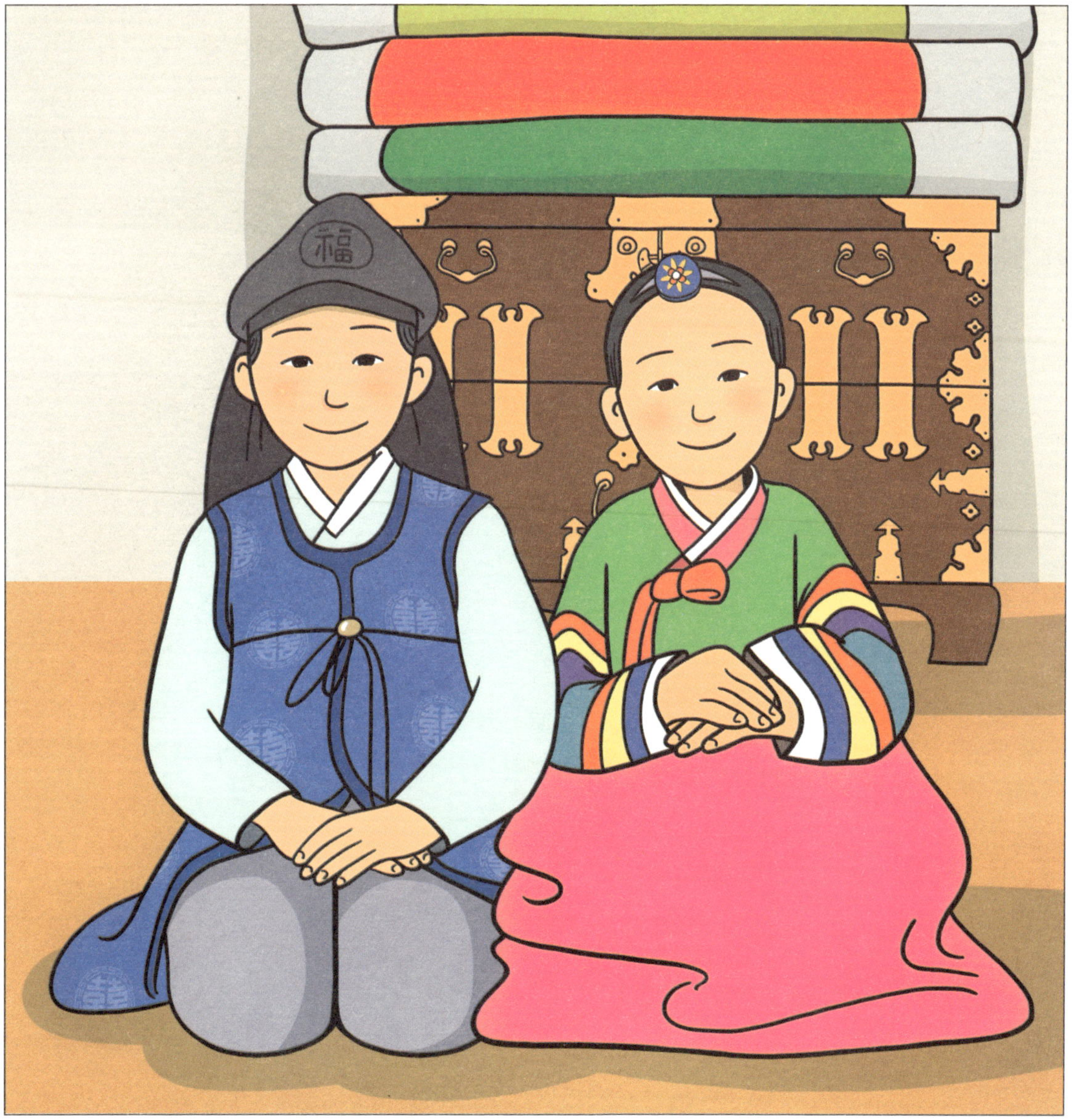

걸린 시간
분

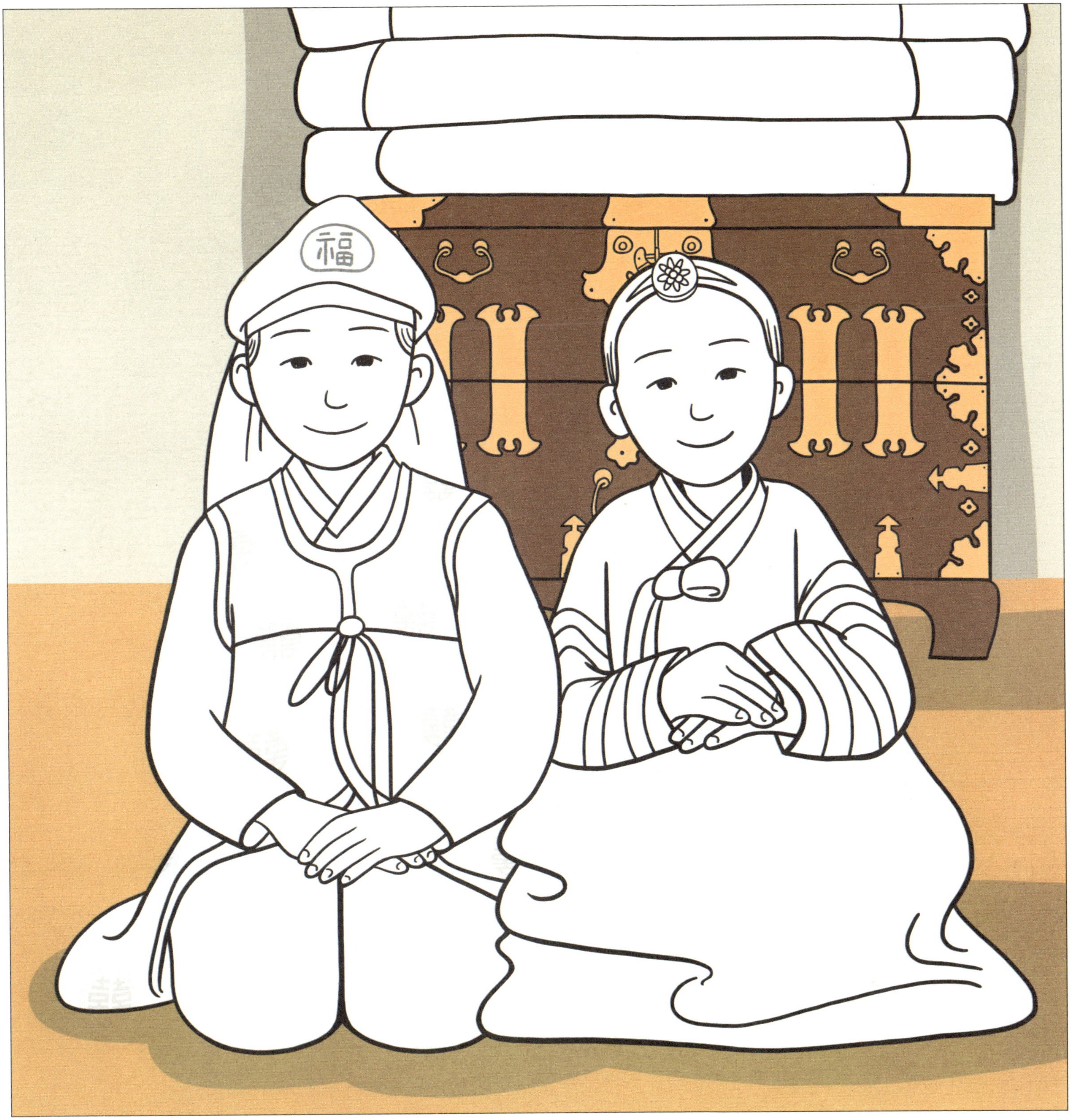
福

09 다른 용도 찾기

두뇌회전 용도가 다른 사물을 찾아봅시다.

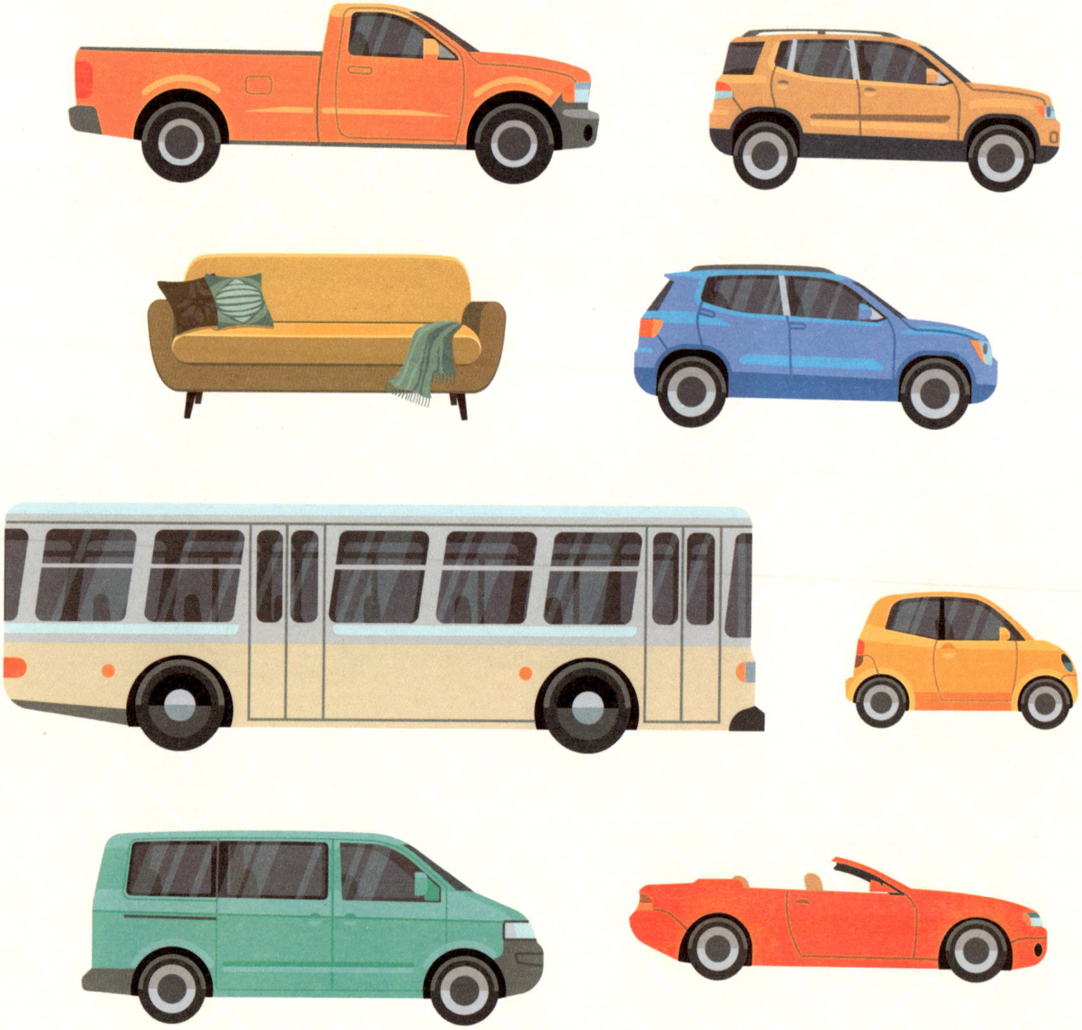

걸린 시간

분

초

만다라 세러피 09

만다라를 색칠하다 보면 내 안에 잠들었던 감각이 살아납니다. **색칠치유**

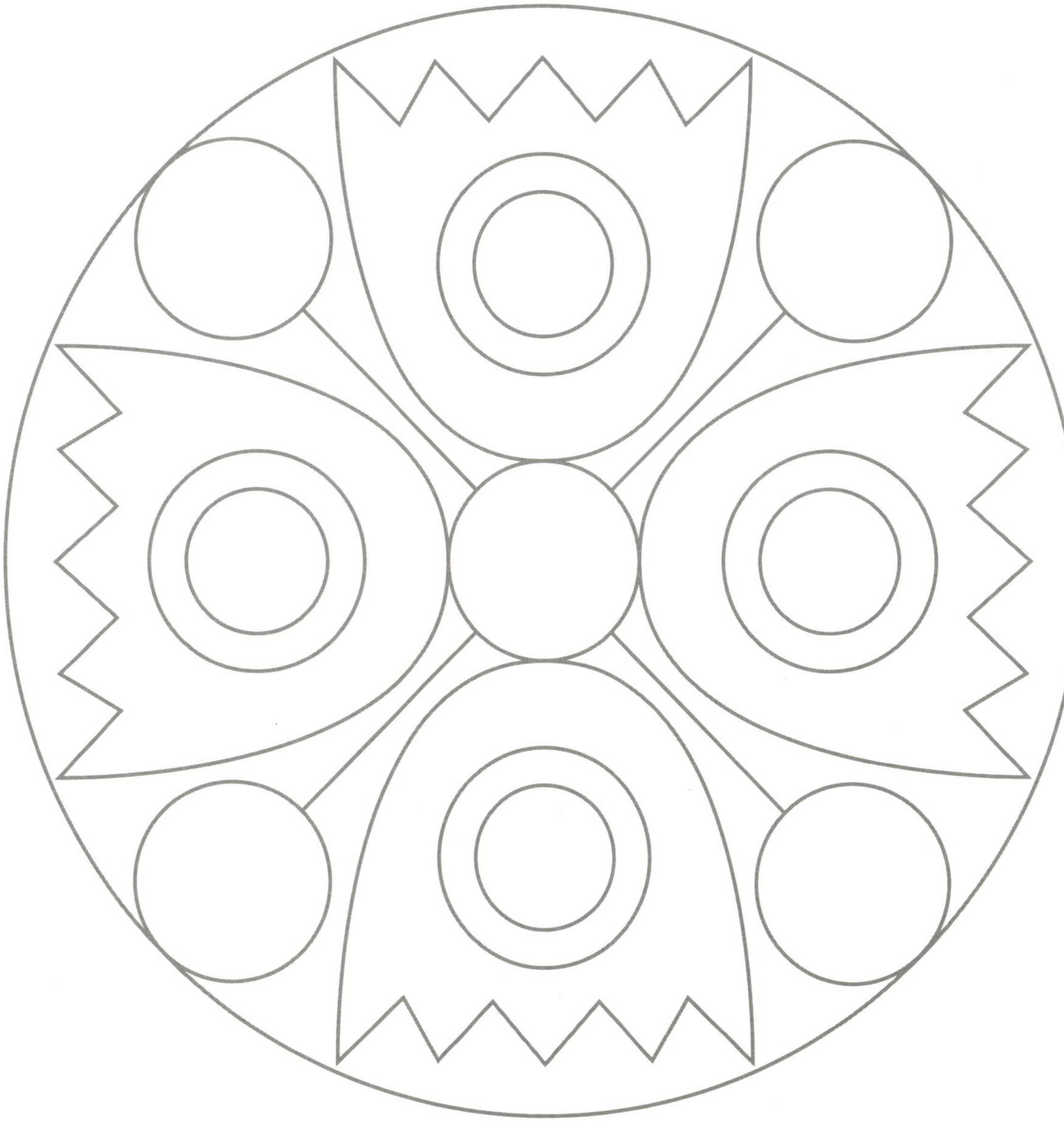

09 차례상

회상하며
색칠하기

풍성한 명절 맞아
잘 차린 차례상
새 밥 새 국 정성 들여
조상님께 바치는 상

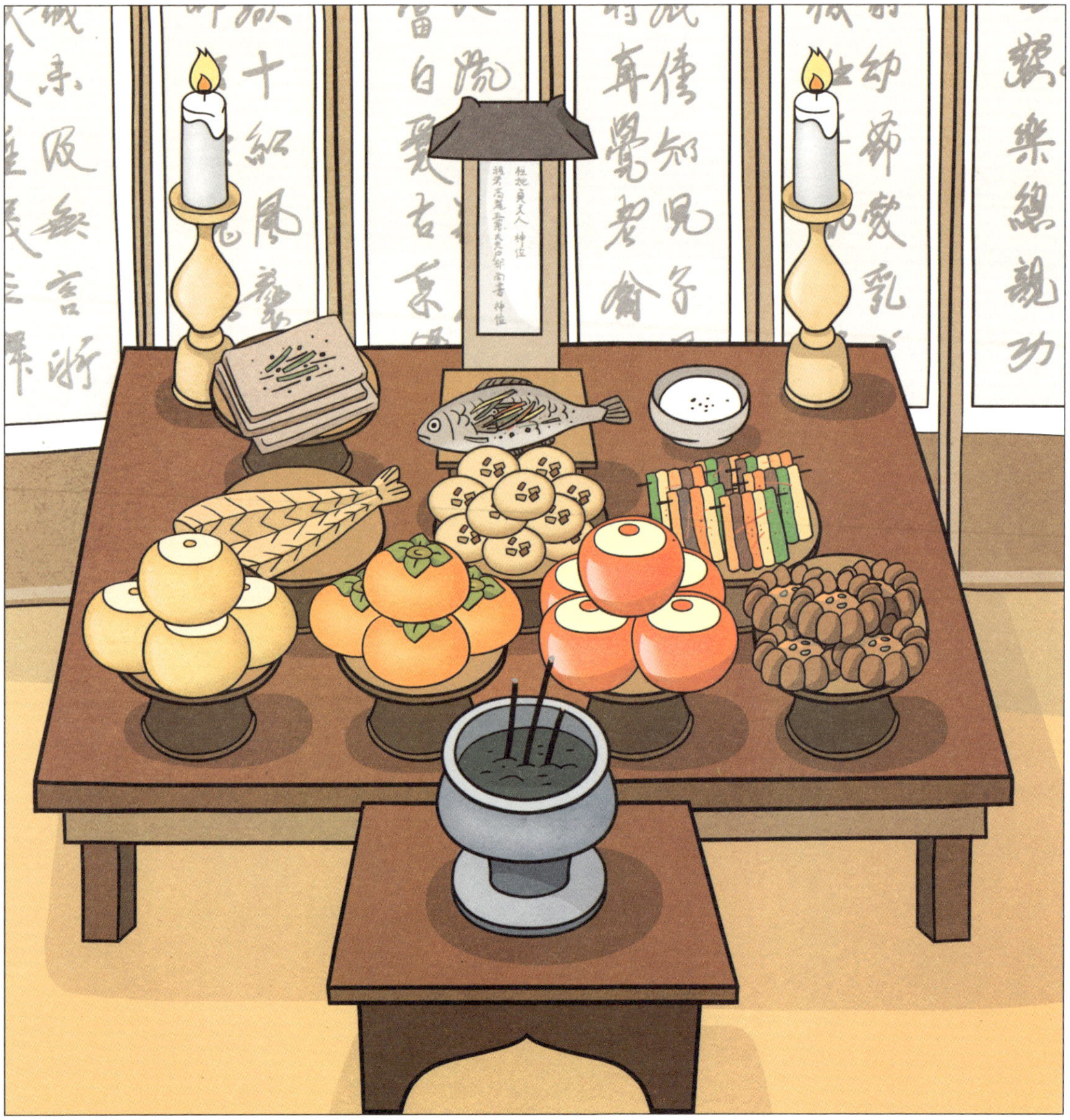

걸린 시간
______ 분

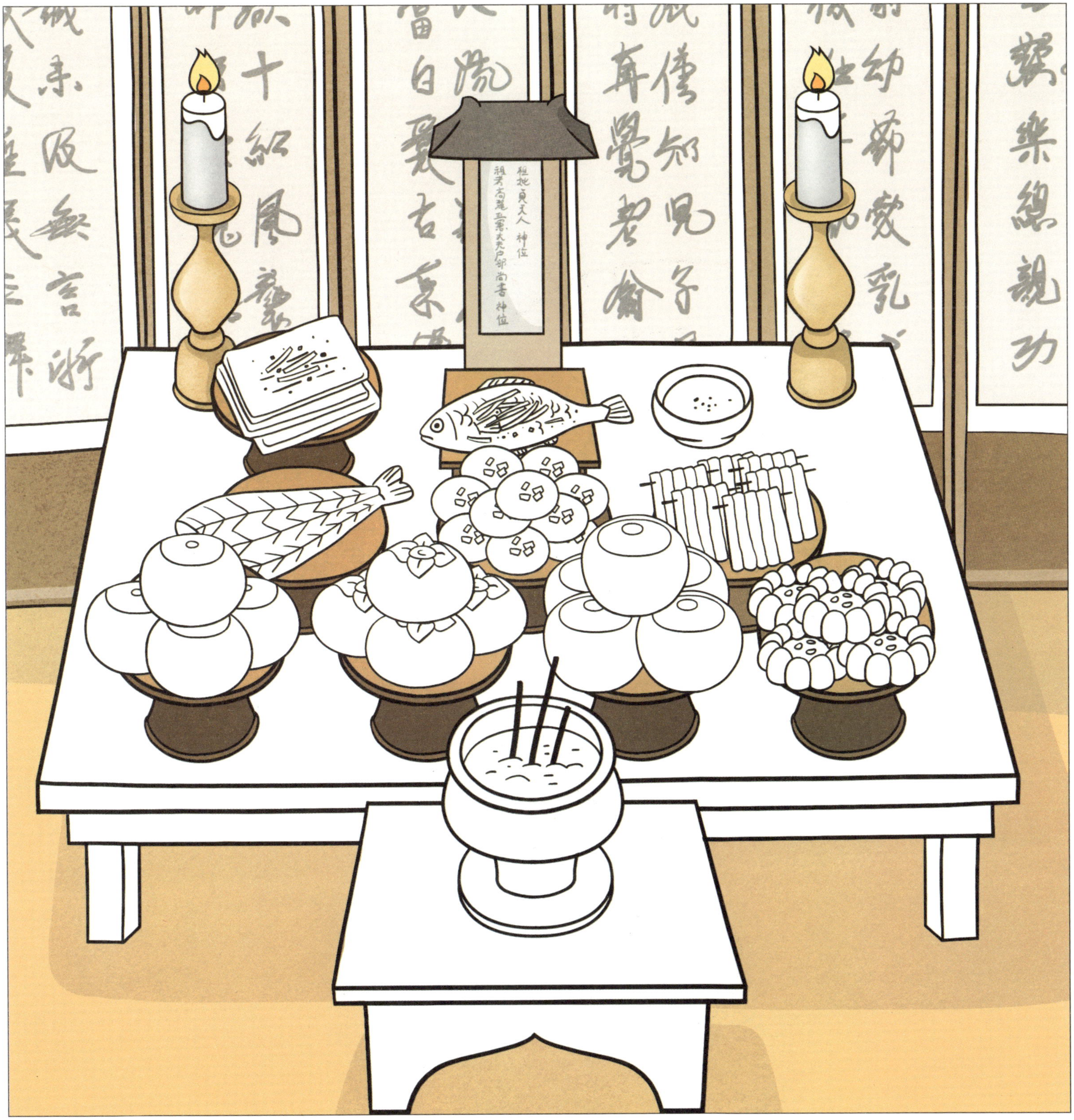
祖妣貞夫人 神位

10 미로 찾기

두뇌회전 화살표를 따라 길을 찾아 나가봅시다.

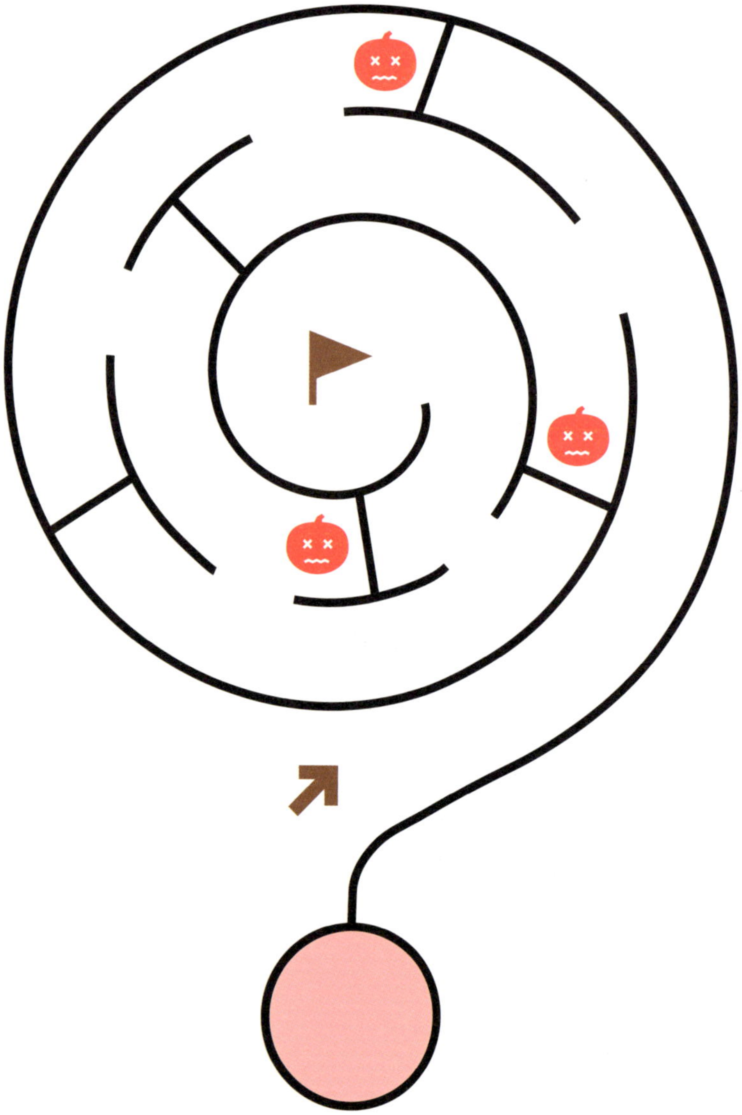

걸린 시간

분

초

만다라 세러피 10

어떤 색을 칠하든 나름대로 조화를 이루는 것이 만다라의 특징입니다.

색칠치유

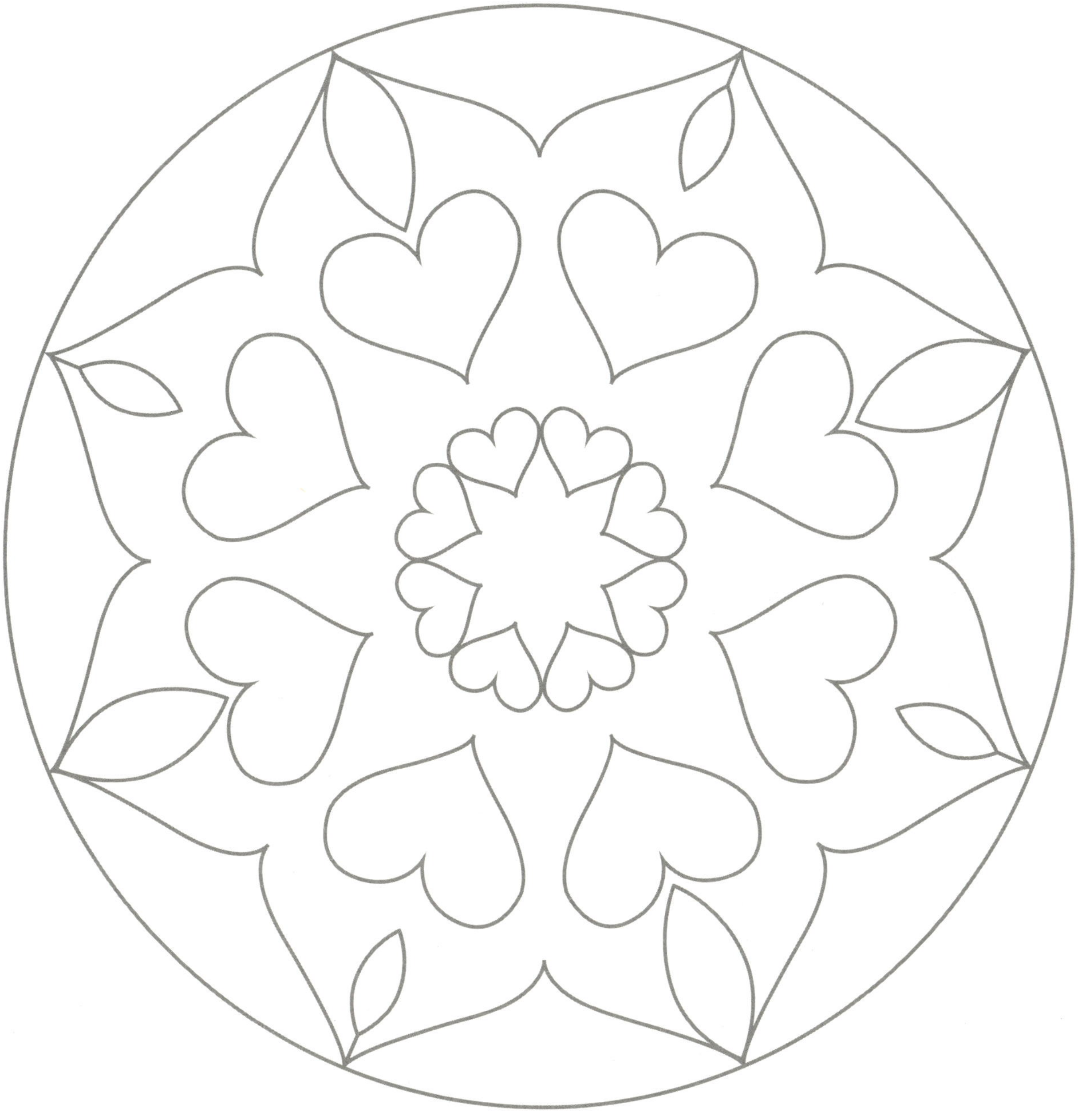

10 모란

회상하며
색칠하기

찬란한 봄날을 밝히는
등잔 같은 모란 꽃
그림처럼 고요한
탐스러운 모란 꽃

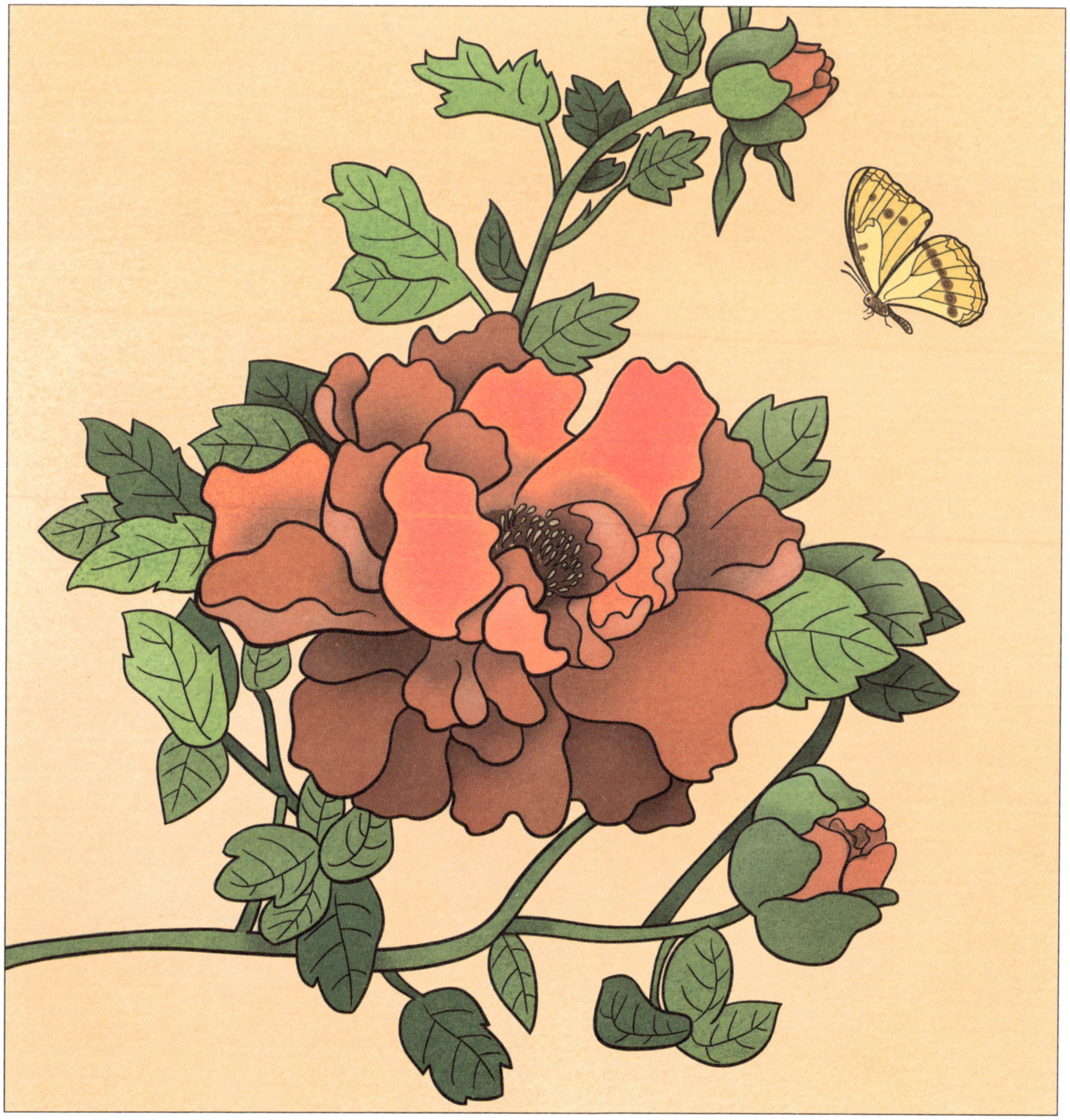

걸린 시간
분

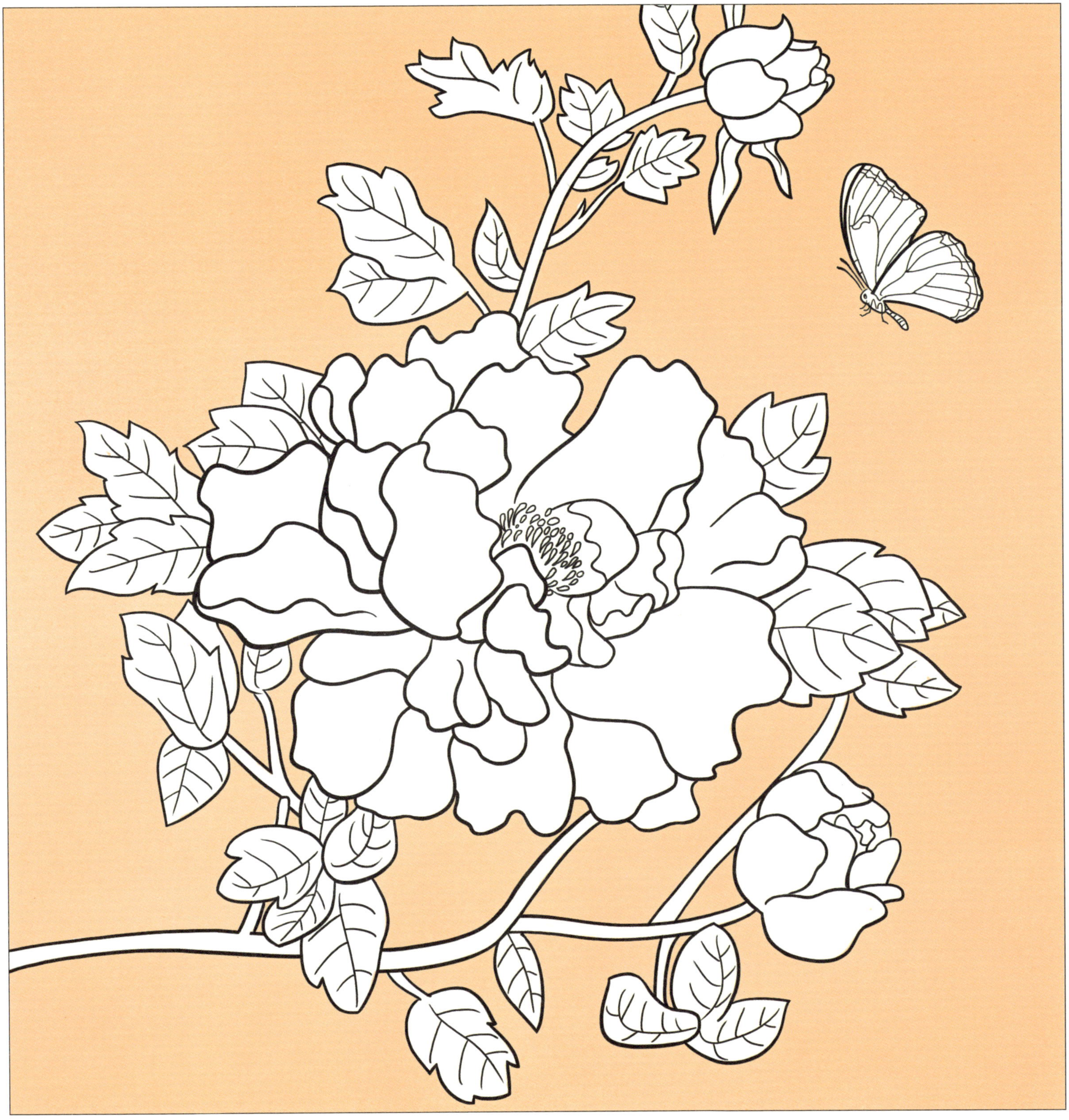

11 다른 그림 찾기

두뇌회전 케이크 일곱 조각이 있습니다. 다른 것을 찾아보세요.

다른 것
번

걸린 시간
분
초

만다라 세러피 11

집중하는 재미, 완성의 기쁨을 느껴보세요.

색칠치유

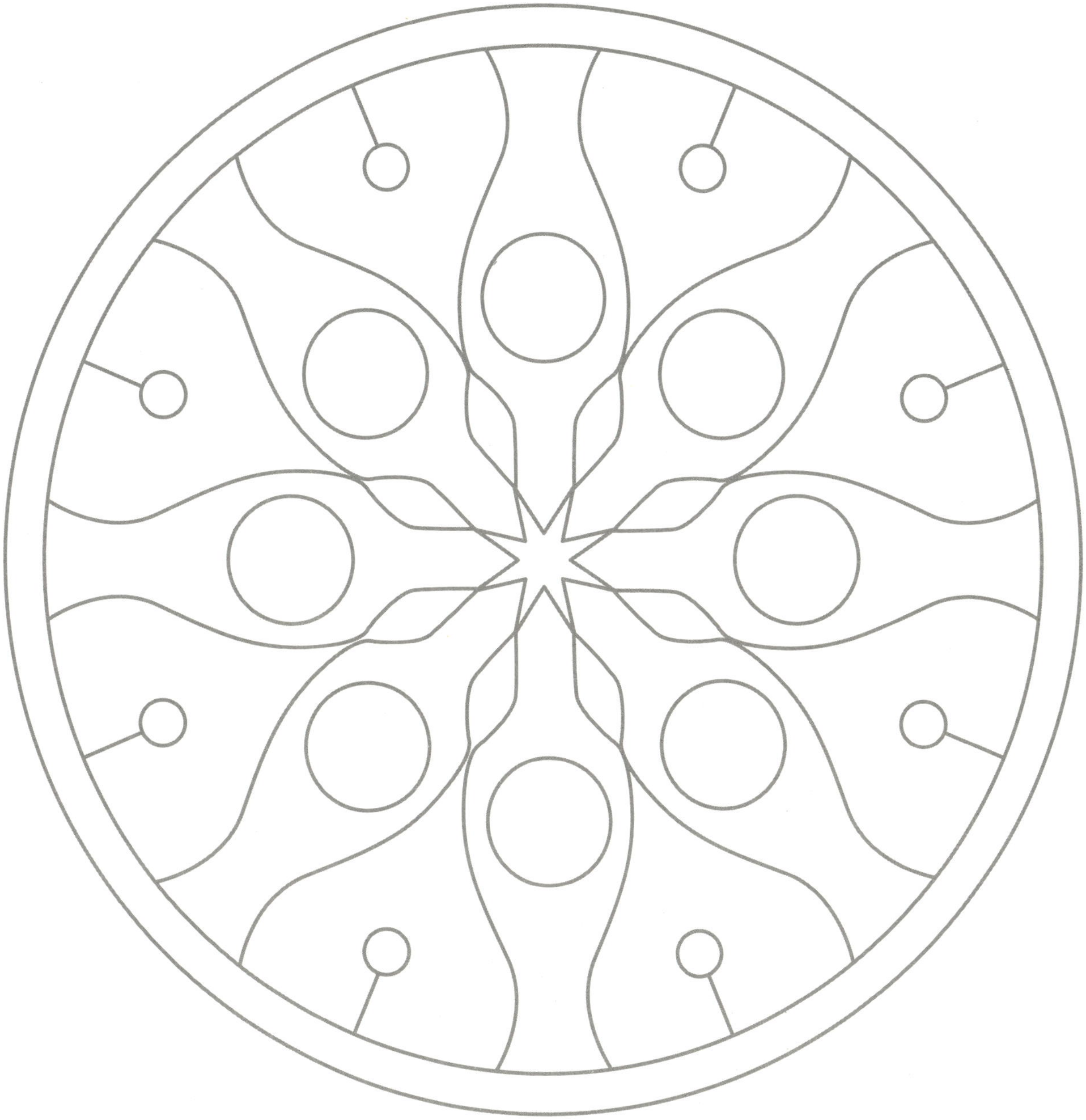

11 오리 가족

회상하며
색칠하기

오리 오리 꽥꽥
물오리 가족
엄마 아빠 사이로
보송보송 아기 오리

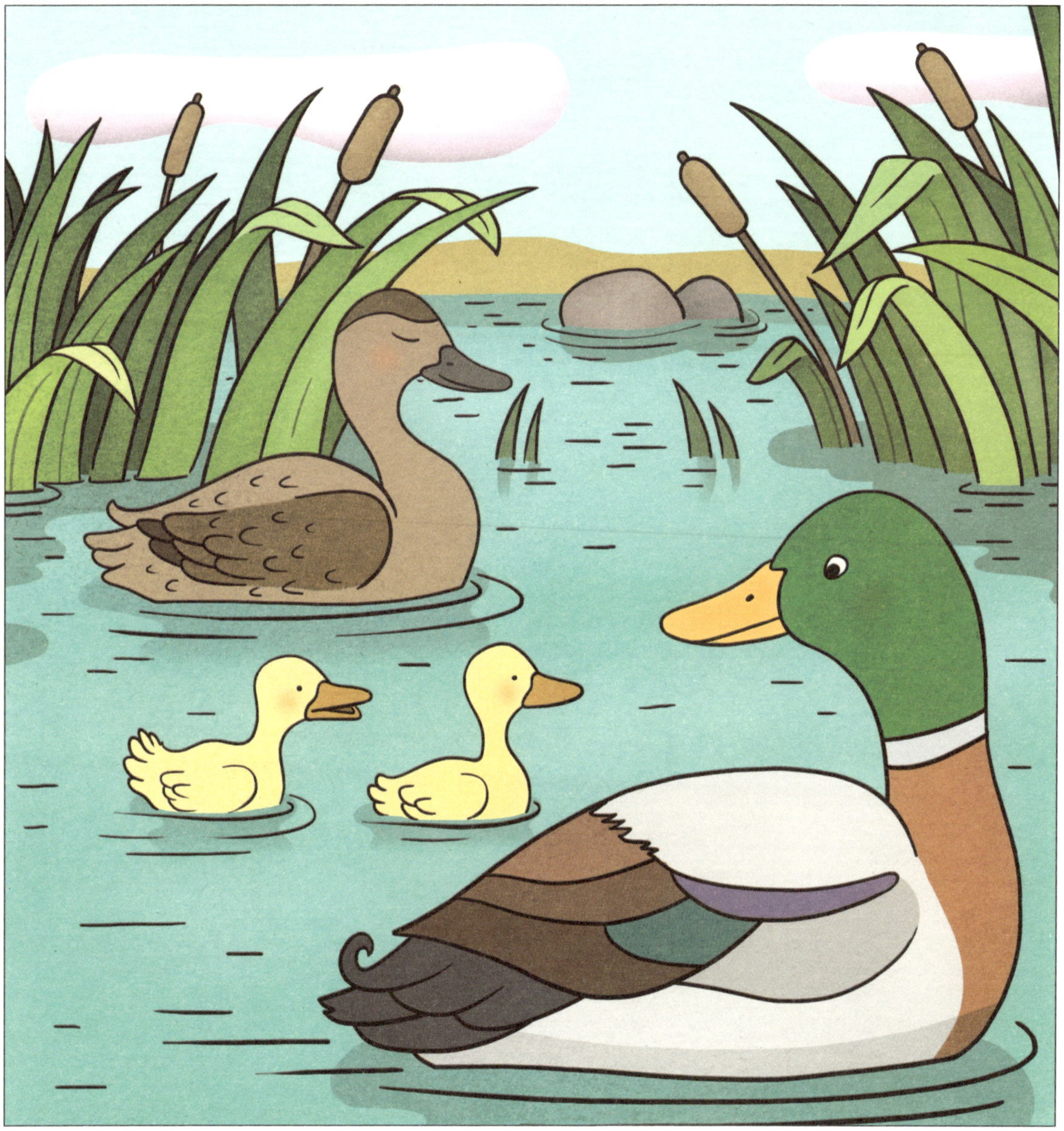

걸린 시간
분

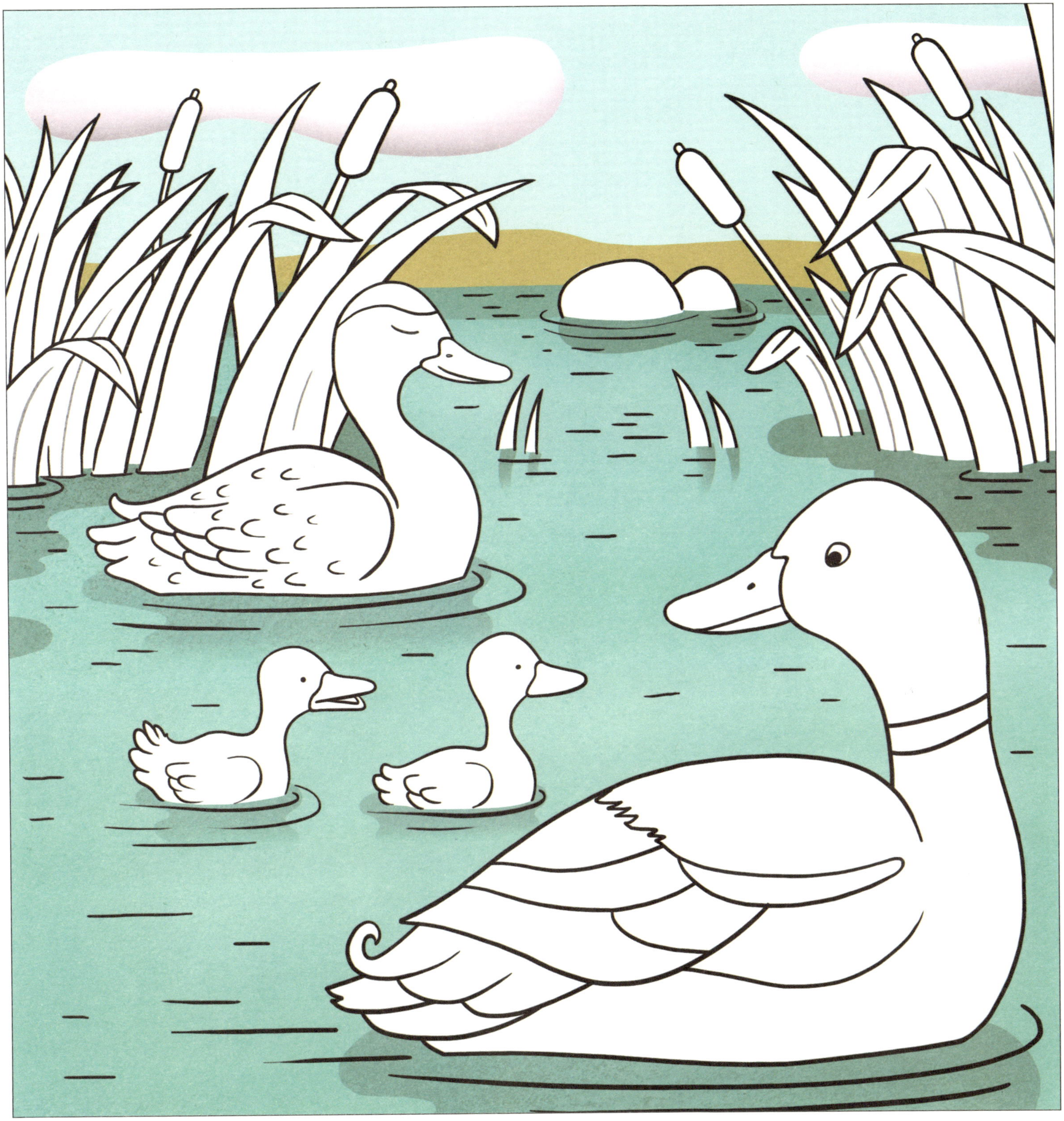

12 그림 완성하기

두뇌회전 점선을 따라 그림의 나머지 부분을 그려보세요.

만다라 세러피 12

다른 사람의 만다라 그림을 함께 보며 이야기 나눠보세요.

색칠치유

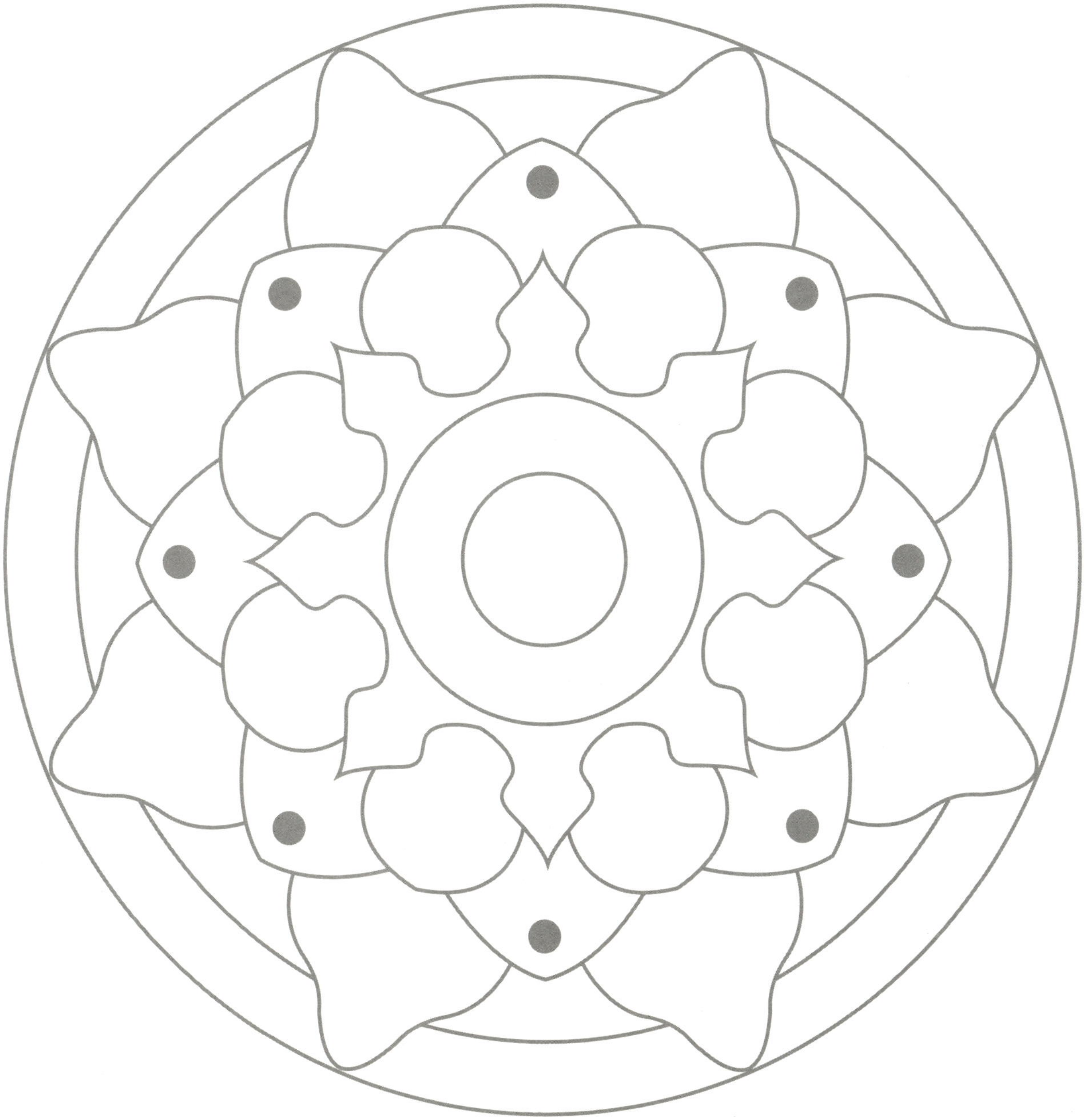

12 강강술래

회상하며
색칠하기

달 떠온다 달 떠온다
우리 마을에 달 떠온다
늙고 병들면 못 노니라
놀아보세 강강술래

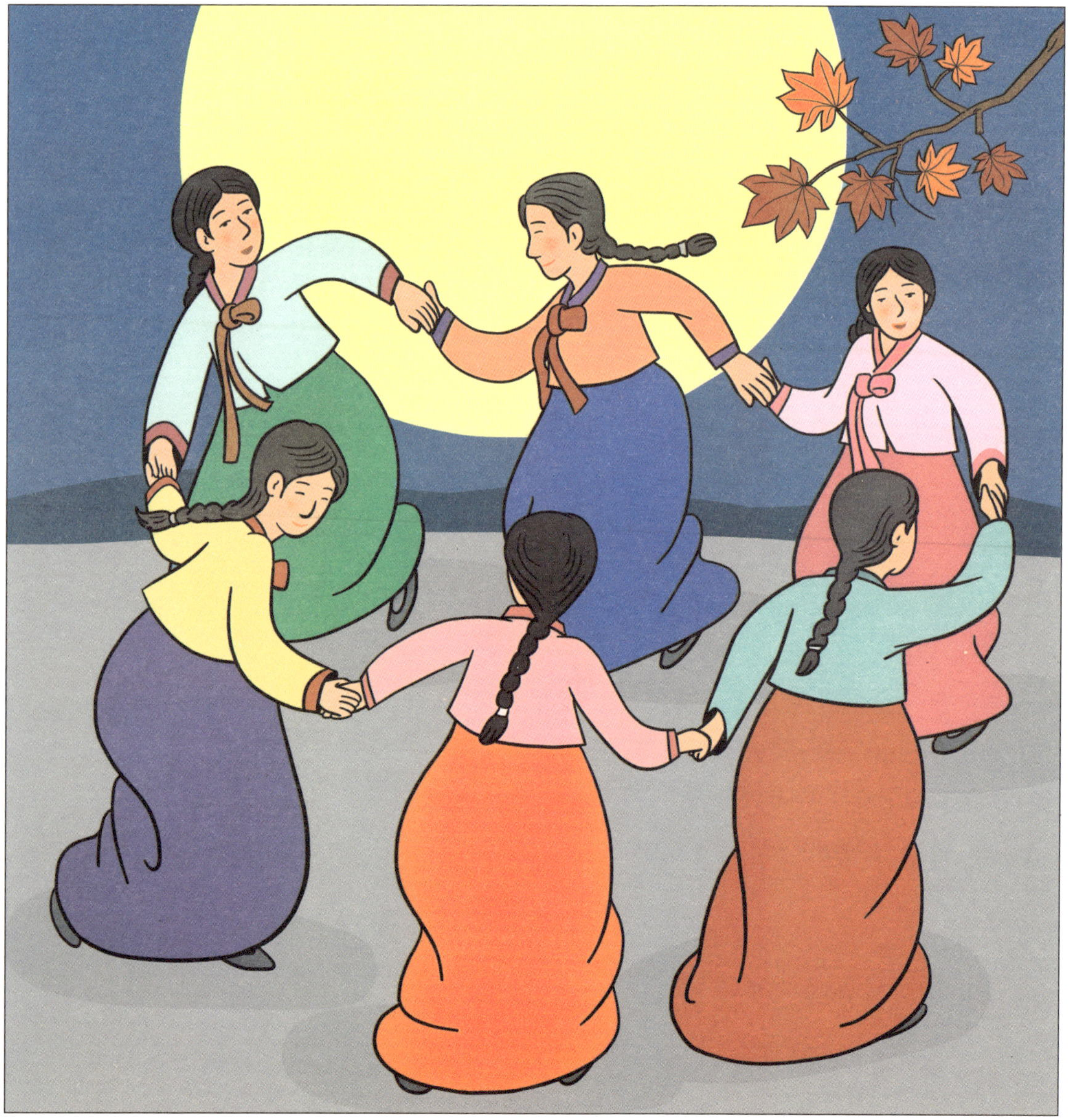

걸린 시간
분

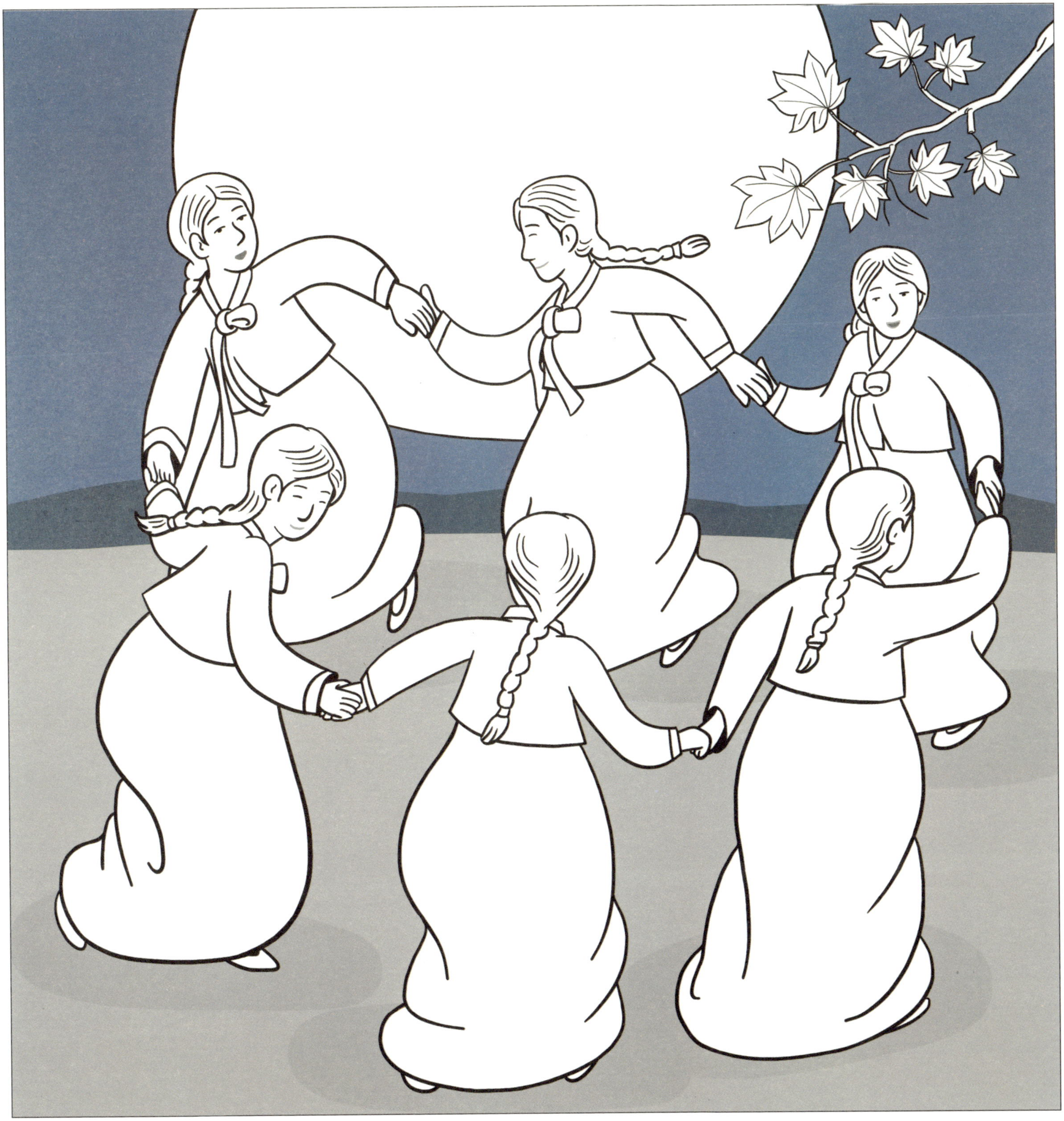

이 책의 치유 효과

노화나 병으로 시작되는 인지 장애는 적극적인 두뇌 활동으로 진행 속도를 늦추거나 치료할 수 있습니다. 이 책은 약해지는 집중력과 기억력을 건강하게 유지해 삶의 질을 높이는 데 도움을 주는 것이 목적입니다. 사용자뿐만 아니라 보호자와 기관 관계자 여러분이 함께 원리를 이해하면 더욱 유익할 것입니다. 각 장의 색칠 과제는 물론, 이에 앞서 등장하는 퍼즐이나 퀴즈가 우리 뇌에 미치는 긍정적인 영향과 효과를 살펴보겠습니다.

01

이 책의 구성

중심이 되는 색칠 과제는 기억력과 감정 조절 능력을 자극하는 추억의 장면 열두 가지로 꾸몄습니다. 그리고 각 장에 '두뇌 회전' 코너를 마련해 먼저 뇌 기능을 워밍업하도록 구성했습니다. 간단한 퍼즐이나 퀴즈를 풀면서 뇌를 깨우고 이어서 본격적인 색칠 과제가 뒤따릅니다. 열두 가지 장면은 예술 심리 치유 과정에 따라 아래와 같은 순서로 이뤄집니다.

Chapter 01~03 **1단계: 마음을 열어 나와 만나기**
Chapter 04~06 **2단계: 마음속 감정 끌어내기**
Chapter 07~09 **3단계: 감정 추억하기**
Chapter 10~12 **4단계: 마무리하며 감정 통합하기**

희미해지는 기억 속의 희로애락을 이끌어내도록 회상에 적합한 소재를 골랐습니다. '회상' 소재는 치매나 인지 장애 치료에 보편적으로 사용됩니다. 노인 전문 요양 시설이나 치매 지원 센터에서 다양한 방법으로 회상 치료 프로그램을 활용하고 있는데, 노인들의 우울증과 기억력 감퇴, 문제 행동 치유 등에 효과가 있다는 조사 결과가 있습니다.

소재의 의미 02

의도와 치유 효과 03

기억력이 현저히 떨어져 일상생활에 지장이 생겼을 때, 약물로도 치료를 하지만 동시에 약물을 쓰지 않고 뇌 신경을 자극해 두뇌 활동을 촉진하는 비약물 치료 방법도 사용됩니다. '회상'은 과거의 경험을 의식적으로 되새기게 함으로써 기억력을 자극하고, 중요한 사건을 상기하고, 지난날 해결되지 않았던 갈등을 다시 한 번 검토하게 해줍니다. 또 긍정적인 기억으로 자존감을 회복하면서 앞으로의 갈등과 좌절에 융통성 있게 대처하도록 도움을 주는 치유 방법입니다.

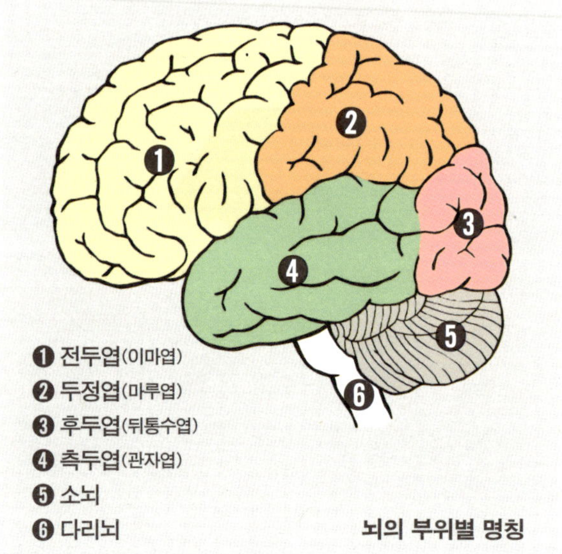

뇌의 부위별 명칭

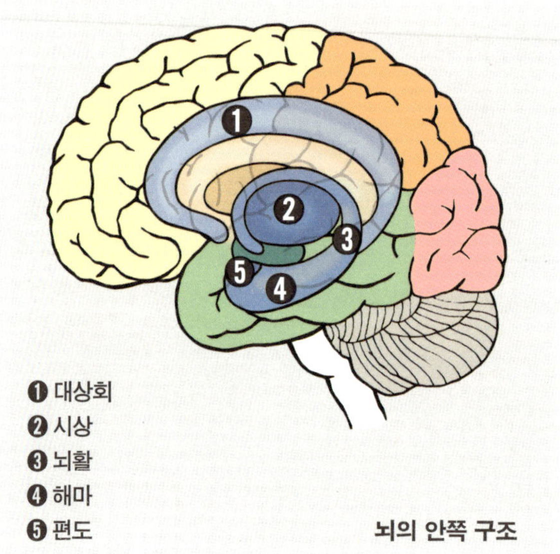

뇌의 안쪽 구조

두뇌 회전

Chapter 01
뇌 작동을
활발하게 해주는
빠진 숫자 찾기

우리 뇌의 두정엽과 후두엽에 자극을 주는 퍼즐입니다. 뇌의 윗부분인 두정엽은 통증, 온도, 촉각, 압각, 심부 감각, 위치 감각, 진동 감각 등을 담당합니다. 시각이나 청각 등 오감으로 들어오는 정보를 조합해 색과 촉감 차이를 인식하지요. 또 숫자, 계산, 공간 개념과 언어의 구조를 이해하는 데도 관여하고 운동을 기획하는 중추이기도 합니다. 두정엽이 손상되면 손가락으로 인식하지 못하고, 계산을 하지 못하고, 좌우를 구별하지 못하거나 글을 쓰지 못하는 증상을 보입니다. 이런 증세를 통틀어 '게르스트만 증후군'이라고 합니다.
뇌의 맨 뒷부분인 후두엽에서는 뇌로 들어오는 시각 정보를 처리합니다. 1차 시각 영역과 시각 연합 영역이 있어 눈으로 본 정보를 분석하고 통합하는데, 시각 연합 영역이 손상되면 사물이나 색을 알아보지 못하는 시각실인 증세, 실독 증세, 사람 얼굴을 알아보지 못하는 증상 등이 나타납니다. 시공간 정보 처리는 매우 기본적이고 필수적입니다. 2차원, 3차원 정보를 받아들여 그에 맞춰 행동하게 하는 능력입니다. 뇌의 특정 경로를 통해 일어나는 반응이기 때문에 어느 경로에 손상을 입었는가에 따라 결함이 다르게 나타납니다. 숫자를 빼고 더하는 놀이로 뇌를 자극하는 것이 좋습니다.

Chapter
02·03·08·11
정보 해석 능력을
높여주는
다른 부분 찾기

나이가 들면 시각적인 구성 능력이 점점 떨어지므로 이를 알아보는 검사가 치매 진단에 유용하게 활용됩니다. 시간과 공간을 구별하고 형태, 색상, 질감을 기억하며, 위치와 속도를 구분하는 두정엽을 자극하는 과제들이 사용됩니다. 시구성 능력에 장애가 오면 그림을 바로 맞추기가 어렵습니다. 조직화되지 않거나 과단순화하고, 조각난 그림이나 구성 요소의 방향을 바로잡지 못하고, 요소를 공간에 적절하게 배치하지 못하거나 요소들의 관계 파악에서도 오류를 범하곤 합니다. 시구성 장애는 대개 두정엽 문제인데, 특히 알츠하이머형 치매 환자는 양측 두정엽이 손상되기 때문에 시공간 구성 장애를 많이 보입니다. 서로 다른 그림을 찾으면서 두정엽을 자극하고 시공간 구성 능력을 활성화하는 것이 좋습니다.

Chapter 05·07
공간 감각을 깨우는 같은 그림 찾기

두정엽이 손상되면 떨어지는 사물을 받거나 의자에 넘어지지 않고 앉아 있기, 옷을 입고 스스로 식사하는 기능에 문제가 생깁니다. 소뇌의 영향으로 시공간 영역 구별 능력과 미세 운동 능력이 저하되는 것입니다. 치매나 파킨슨병 같은 뇌혈관 질환, 종양 등 질병으로 뇌 기능이 저하된 경우에도 비슷한 증상을 보입니다. '다른 부분 찾기'와 같은 원리로, 시구성 능력 저하를 늦추는 데 유용한 퀴즈입니다. 나란히 놓인 그림이나 사물을 보고 서로 같은 점과 다른 점을 찾는 훈련은 두정엽을 자극하고 시공간 구성 능력을 활발하게 해줍니다.

Chapter 04·10
기억력을 높여주는 미로 찾기

정보를 기억하고 사고하는 인지 작용은 주로 대뇌피질에서 일어납니다. 대뇌피질은 감각이나 정서 과정을 조절하고 인지 작용을 연합하며, 전두엽, 후두엽, 측두엽, 두정엽 등의 기능을 서로 연결하고 통합합니다. 다시 말해 피질은 한 가지 기능을 하는 것이 아니라 분업하기 때문에 어디가 손상되는가에 따라 인지 장애나 행동 장애의 유형도 달라집니다. 미로 찾기는 장기 기억을 보존하는 영역과 새로운 기억을 수집하는 영역이 역동적으로 통신하면서 기억 과정을 조정하는 데 좋은 자극이 됩니다. 또 한쪽 피질 영역이 제대로 작동하지 않을 경우 다른 쪽이 이를 대신하게 합니다.

우반구: 도형 그리기, 길 찾기, 블록(레고) 쌓기 같은 시공간 구성 능력과 감정 기능에 관련됩니다. 손상되면 2차원 평면에서 도형을

그리지 못하거나 3차원 공간에서 블록을 쌓지 못하는 구성 실행, 방향감각 상실, 편측 공간 무시, 정서 장애, 말의 억양이나 운율이 사라지는 실운율증이 나타납니다.

측두엽: 언어를 듣고 이해하는 능력, 새소리를 듣고 새의 모습을 떠올리는 능력 등 소리 관련 감각이 여기에 연관됩니다. 또 정보를 오래 저장하는 기능도 합니다. 뇌에 들어온 정보는 모두 저장되는 것이 아니라 어떤 처리 과정을 거쳐 데이터베이스 같은 형태로 해마에 저장됩니다. 현재의 정보와 과거의 정보에 감정 가치를 부가하는 기능도 합니다. 가령 애인을 보면 절로 사랑스럽고 뱀을 보면 도망가고 싶은 심정 등이 그런 예입니다.

Chapter 06

집중력을 키워주는

글자로

단어 만들기

머리를 쓰는 퍼즐이나 오락 활동은 뇌의 활력과 인지 기능을 유지하는 데 도움이 됩니다. 끝말 잇기, 숫자 짝짓기, 이름 외우기, 물건 자리 기억하기 등 여러 가지 활동으로 뇌의 각 영역을 골고루 자극하는 것이 좋습니다. 사용자가 정확한 단어를 찾도록 문자를 더하거나 빼면서 퍼즐의 원리를 스스로 이해하게끔 유도하고, 지시에 따라 제대로 실행하는지 상태를 파악합니다. 언어와 문자 구조 이해에 관련된 전두엽을 자극해 집중력과 기억력을 강화하는 좋은 방법입니다.

Chapter 09

사고력을

단단하게 해주는

다른 용도 찾기

다른 사람이 알아차릴 만큼 분명하게 인지 장애를 보이는 이들은 집중력이 급격하게 떨어지고, 교육을 받은 사람임에도 거꾸로 빼기 산수를 하지 못하는 일이 생깁니다. 옷을 적절하게 골라 입거나 신발을 신을 때 좌우 양쪽을 바꾸어 신는 경우도 있습니다. 이렇게 도구를 사용하는 데 지장이 생긴 것을 '실행 기능 장애'라 하고 계산이나 이해력, 판단력에 문제가 있는 것을 '집행 기능 장애'라고 하는데, 이 문항은 사물 간 연관성과 상황의 맥락을 이해하고 연상하는 인지 기능을 지켜주는 데 효과적입니다. 여러 그림을 비교해 차이를 알아내는 과정에서 뇌의 전두엽과 두정엽의 신경세포가 활성화되는데, 두정엽은 뇌에서 일어나는 반응과 그에 따른 기능을 전체적으로 조율해 수행, 관찰, 추적, 계획, 실행하게 합니다. 또 공간 지각 능력과 형태 감각을 자극해 상황 변화에 따른 인지 기능, 경험을 바탕으로 과제를 수행하는 능력을 높여줍니다. 할 일에 대한 동기와 자발적인 실행 의지를 잃으면 생각과 말, 행동 모두 수동적으로 변합니다. 또 주어지는 상황에 그대로 순응하고, 결과 예측과 대처 방안을 찾지 못해 불합리한 행동을 하게 됩니다.

Chapter 12

손과 뇌의 협응을 도와주는 그림 완성하기

절반만 있는 그림을 보면서 나머지 부분의 모양을 추론, 스스로 완성하는 과제입니다. 뇌의 측두엽과 두정엽 부위를 자극해 시공간 지각 능력을 향상시킬 뿐만 아니라 사물의 형태, 색상, 질감을 기억하거나 인식하게 해 집행 기능이 좋아집니다. 두정엽의 두 가지 기능은 우리가 감지하는 것들을 통합하는 '인지'와 주변 세계에 대한 '지각'입니다. 시각이나 청각 등 몸의 감각으로 입수된 정보를 머릿속에서 조합해 공간을 인식하고 운동을 기획하는 데 효과적입니다. 또 숫자, 계산, 공간 개념과 언어 구조를 이해하는 데도 관여합니다. 따라서 두정엽에 이상이 생기면 좌우 혼동, 계산 불능, 쓰기 능력 상실 등의 증상이 나타납니다. 측두엽 역시 눈과 귀를 통한 지각이 주요 기능입니다. 얼굴을 알아보기 어렵다거나 잘 듣지 못하는 것, 단기 기억 상실 등이 측두엽에 관련됩니다. 말이 되지 않는 이야기를 끊임없이 늘어놓는 증세도 측두엽 손상에서 비롯된 것일 수 있습니다.

색칠 치유 · 회상하며 색칠하기

시신경 활동을 도와주는 색깔 자극

빛으로 인식되는 색은 망막의 시신경 세포를 거쳐 전기 신호로 바뀌어 후두엽을 자극합니다. 후두엽은 인간의 본능을 자극하는 부위인데 신진대사에 영향을 미치고 정서적인 면에 관여합니다. 이에 따라 여러 색을 다채롭게 인지하고 구분하는 능력을 발달시키면 후두엽의 뇌 기능이 활성화됩니다.

몸과 마음을 안정시키는 만다라 세러피

'만다라'라는 말은 어머니의 자궁을 의미하는 말로부터 왔다고 합니다. 둥글게 흐르거나 끊임없이 연결되는 만다라를 색칠하면서 정신이 안정되며, 마음이 고요해지면서 스스로 에너지를 정리하고 조절하는 힘을 갖게 되는 효과가 있습니다.

소근육을 활용하는 색칠 놀이

나이가 들면 뇌혈류가 줄고 신경세포가 소실되면서 뇌의 중량, 부피가 감소합니다. 그러면서 귀가 어두워지고, 오감이 둔화되며, 근육이 약해지는 등 감각 기능이 떨어집니다. 소근육 운동은 대개 뇌의 사고력, 추진력, 문제해결 능력을 높여줍니다. 여기에 이상이 생기면 지각과 인식이 원활하지 못하고, 받아들인 감각 정보를 분석하고 종합해 운동 기능과 연결시키는 데도 어려움이 생깁니다. 색연필을 쥐고 색칠하는 힘을 조절해 연하고 진한 색깔 차이를 만들어냄으로써 눈과 손의 협응, 손과 손의 협응, 손가락의 민첩성 등 신체 균형 감각과 인지 기능을 모두 파악할 수 있습니다. 색칠하기, 종이 접기, 구슬 끼우기처럼 손으로 잡고, 자르고, 조작하는 운동은 사물을 다루는 소근육의 힘을 높여 일상생활에 도움이 됩니다. 소근육 운동은 옷 입고 벗기, 단추 끼우기, 밥 먹기, 배변 등 기본 일상은 물론이고 학습 능력과도 관련이 깊습니다.

기억 작용을 촉진하는 지난날 회상하기

기억은 단기 기억과 장기 기억으로 구분하고 이를 '기억 이중 저장 모델'이라고 부릅니다. 정보를 기억하는 지속 시간, 기억하는 정보량, 부호화된 정보 코드 등을 기준으로 기억을 구분하는 것입니다.

뇌의 장기 기억과 단기 기억은 창작 활동으로 활성화되고, 새로운 정보와 접촉할 때마다 촉진됩니다. 경도 인지 장애인 사람은 단기 기억에서 장기 기억으로 정보가 이동하면서 새로운 자극을 받으며, 추억을 떠올리는 과정은 새로운 정보를 저장할 영역을 늘리는 데 유익합니다.

장기 기억에 비해 단기 기억은 지속 시간이 짧고 주로 음성 코드로 부호화되는 특성이 있습니다. 최근에는 단기 기억 개념이 '사용 중이면서 강하게 활성화되는 기억'이라는 측면에서 '작업 기억'이라는 말로 바뀌었습니다.

작업 기억: 문장을 이해할 때 장기 기억에서 단어들의 의미를 끄집어내 조합하는데, 이런 조합이 이뤄지는 곳을 '작업 기억'이라고 합니다. 여기에서 언어적인 정보를 음운 회로로 유지하며, 반면에 시각 정보와 공간 정보는 '시공간 잡기장'에서 담당합니다.

장기 기억: 뇌에 입력되어 매우 오랫동안 저장되는 기억 정보로, 용량이 거의 무한대입니다. 서술 기억과 절차 기억으로 나뉘는데, 서술 기억이 어떤 개념이나 지식, 사실에 대한 기억이라면 절차 기억은 운동, 지각, 인지적 기술 등 어떤 행동을 하기까지의 과정이나 여기에 관련된 기억을 말합니다. 다시 말해 서술 기억은 '무엇'에 관한 기억이고, 절차 기억은 '어떻게'에 해당하는 것입니다. 예를 들어 우리가 수학 공식을

외우는 것은 서술 기억이고, 원리나 문법을 몰라도 우리말을 쉽게 쓰는 것은 절차 기억에 관련됩니다.

서술 기억: 특정한 사건이나 시점, 맥락과 무관한 '의미 기억'과, 각자가 경험한 사건의 정황이나 맥락에 초점을 맞춘 '일화 기억'으로 구분합니다. 의미 기억은 정보의 함의에 대한 기억을 말하는 반면, 일화 기억은 사건 발생 여부와 시공간 맥락에 대한 기억을 말합니다. 예를 들어 어제 저녁에 무엇을 먹었는지를 떠올리는 건 일화 기억이고, 가장 좋아하는 음식을 꼽는 것은 의미 기억인 셈입니다. 두 가지 기억은 학습 속도에서 큰 차이를 보이는데, 일화 기억은 한 번의 경험으로도 남는 반면 의미 기억은 여러 차례 반복해야만 기억되는 경향이 있습니다. 기억에 관여하는 구조는 해마, 뇌궁, 유두체, 시상전핵 등으로, 이곳에 장해가 생기면 흔히 기억력 장애가 나타납니다.

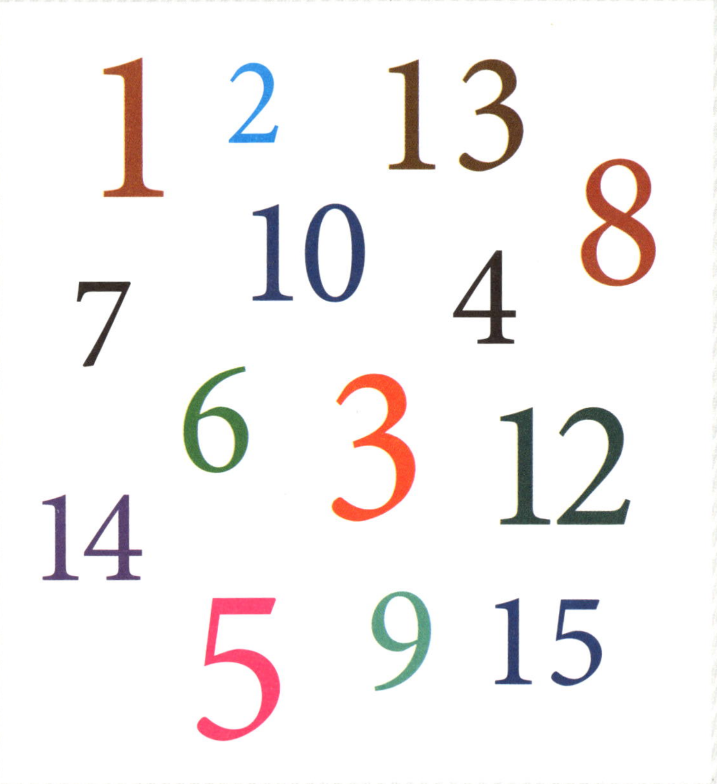

빠진 숫자 찾기

01 정답

빠진 숫자

11

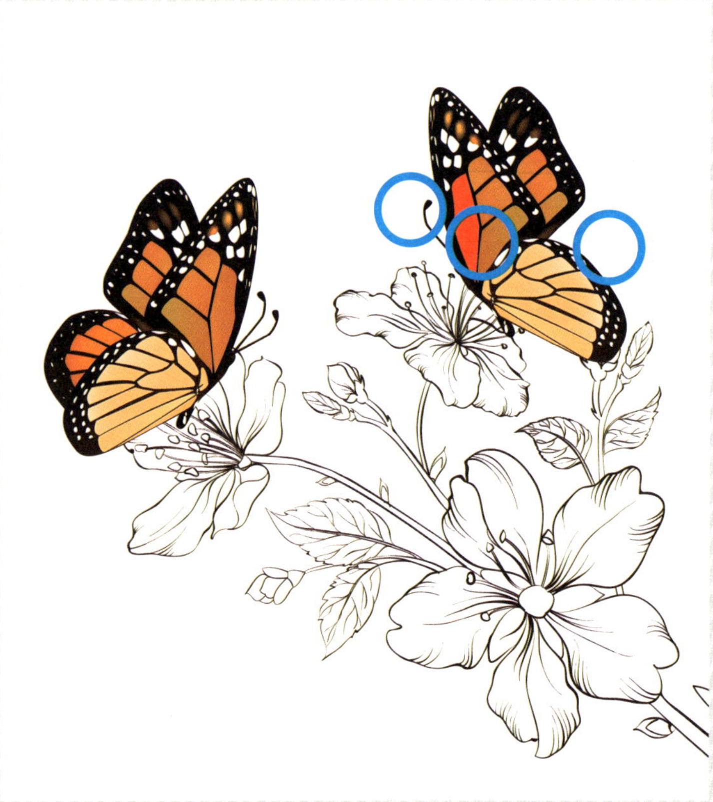

다른 부분 찾기

02 정답

다른 곳

3곳

정답 03

다른 그림 찾기

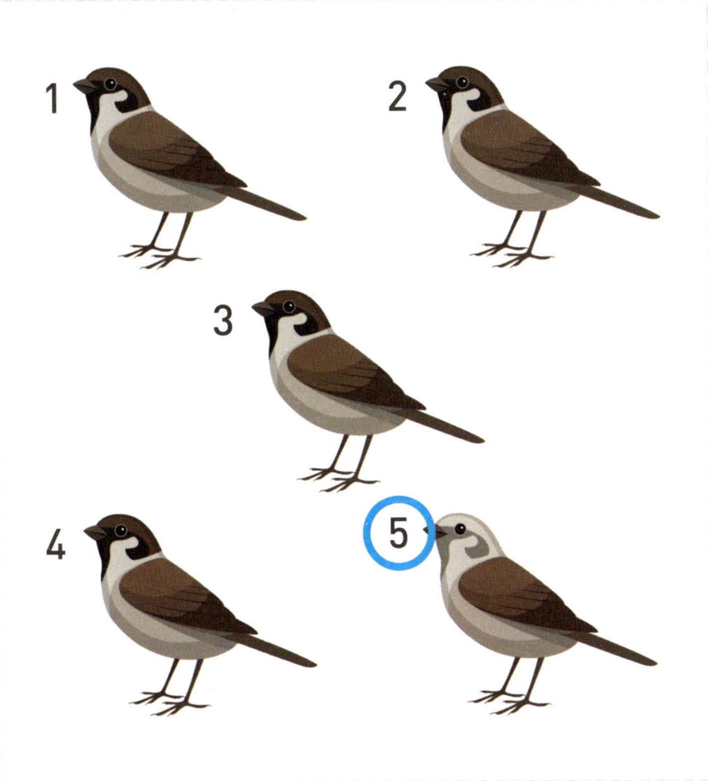

다른 것

5번

정답 04

미로 찾기

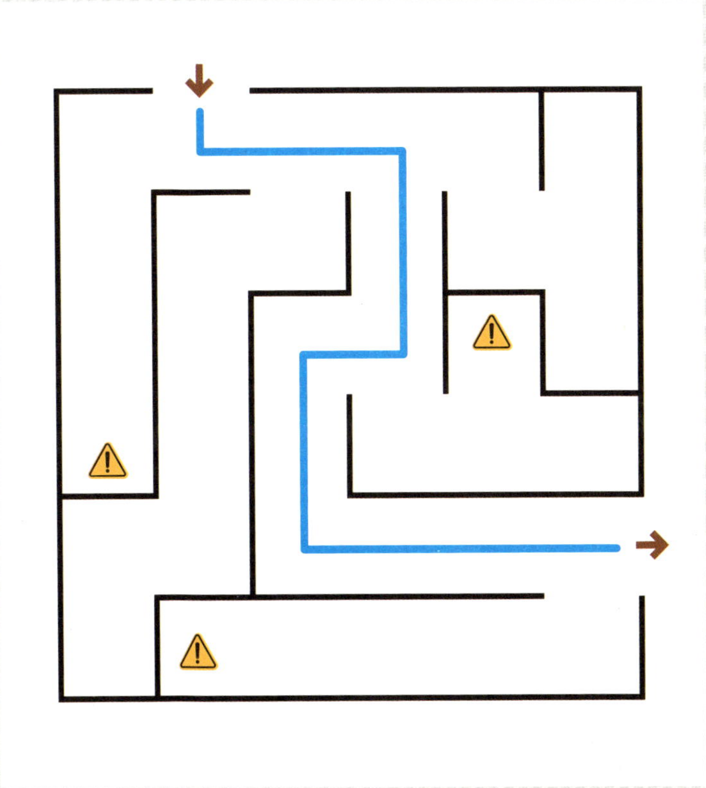

05 정답

같은 그림 연결하기

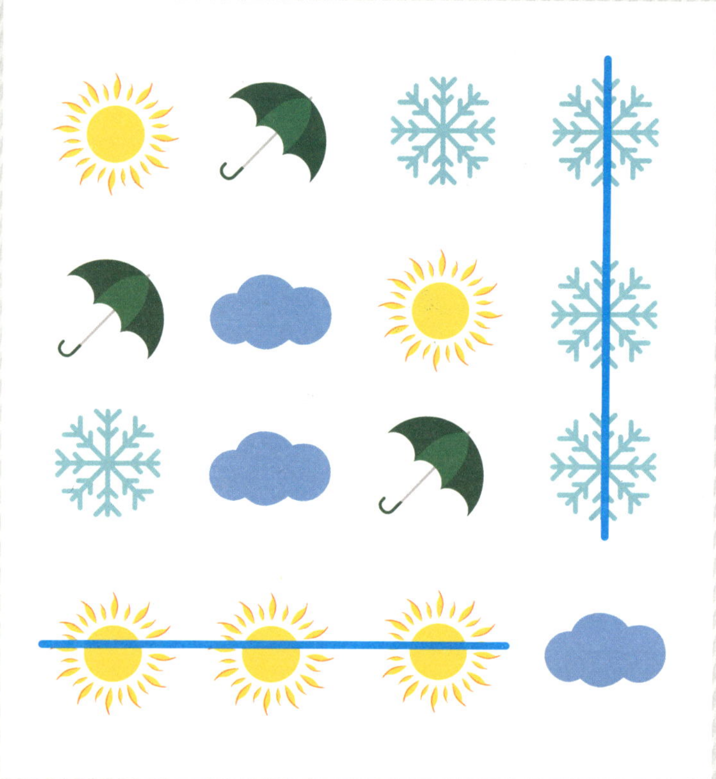

06 정답

글자로 단어 만들기

학교 은행 우체국

한	동	장	은
육	우	경	소
교	운	무	사
편	의	학	음
당	행	청	로
체	점	시	국

정답 07

같은 모양 찾기

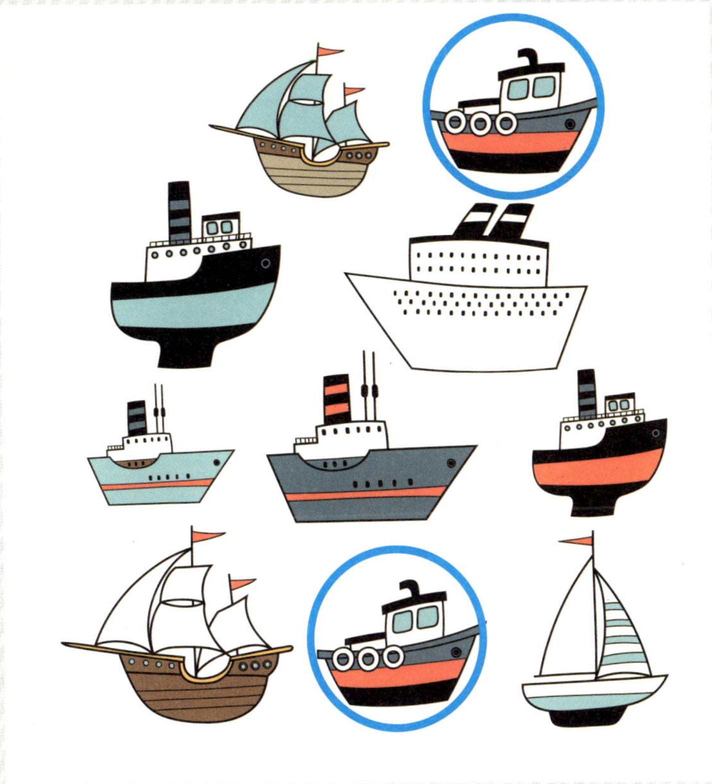

정답 08

다른 부분 찾기

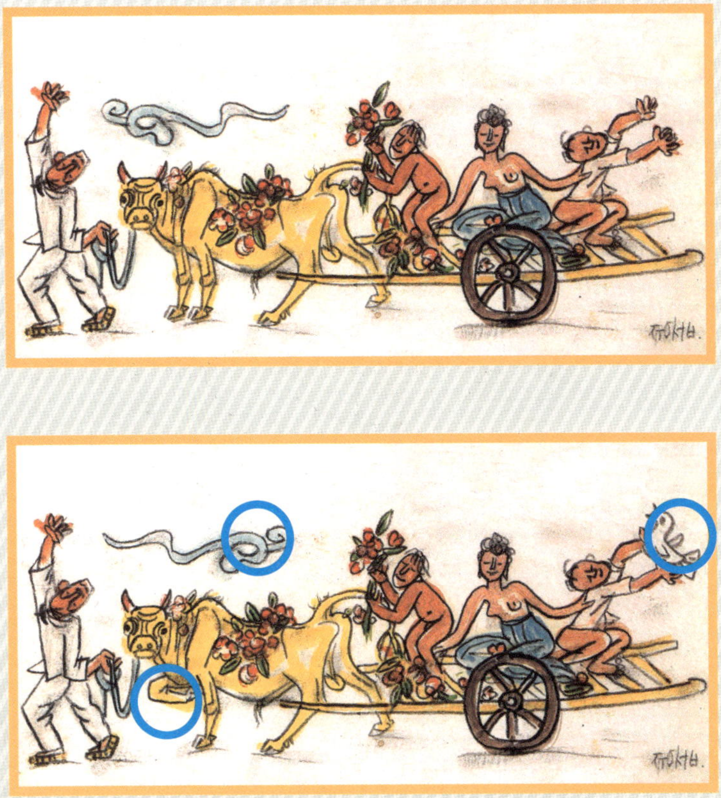

다른 곳

3곳

09 정답

다른 용도 찾기

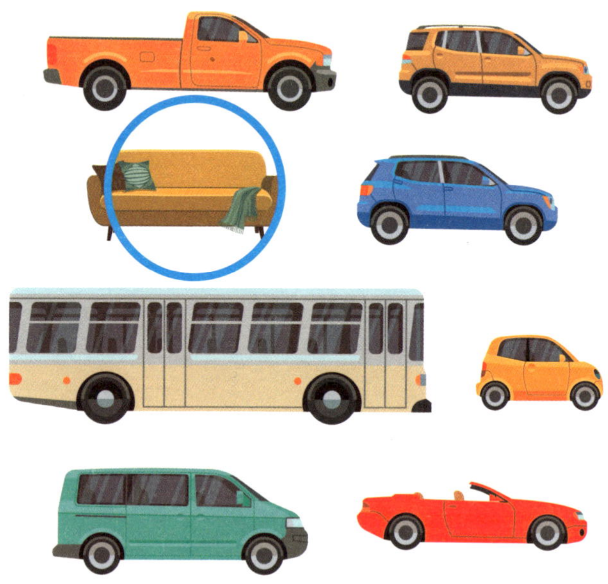

10 정답

미로 찾기

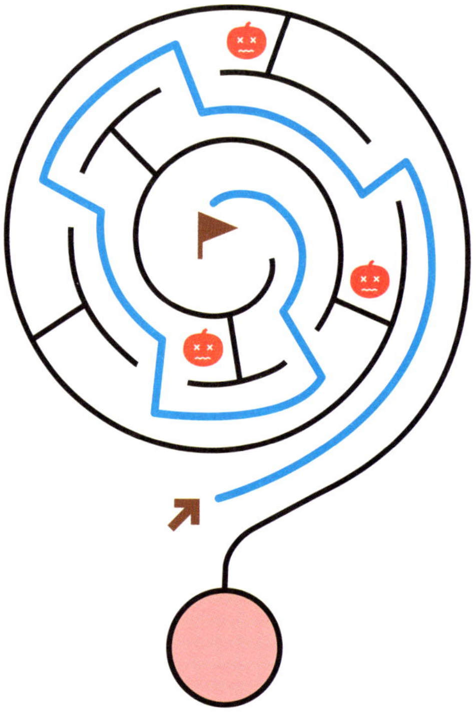

정답 11

다른 그림 찾기

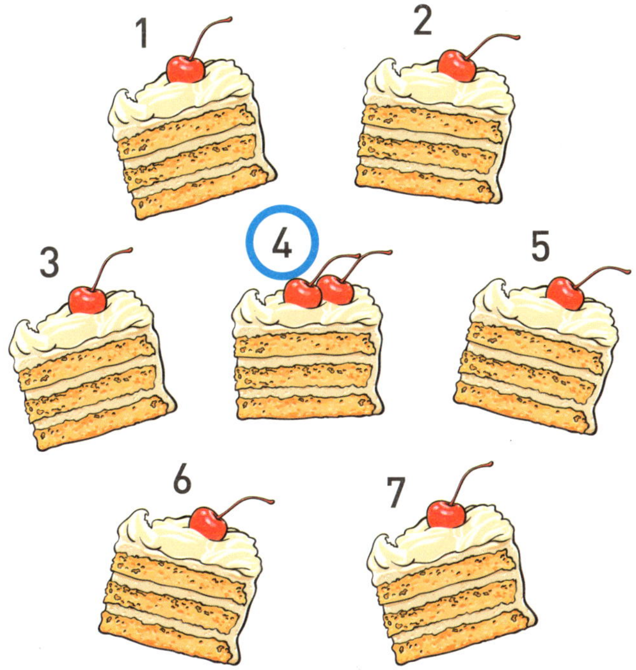

다른 것

4번

정답 12

그림 완성하기

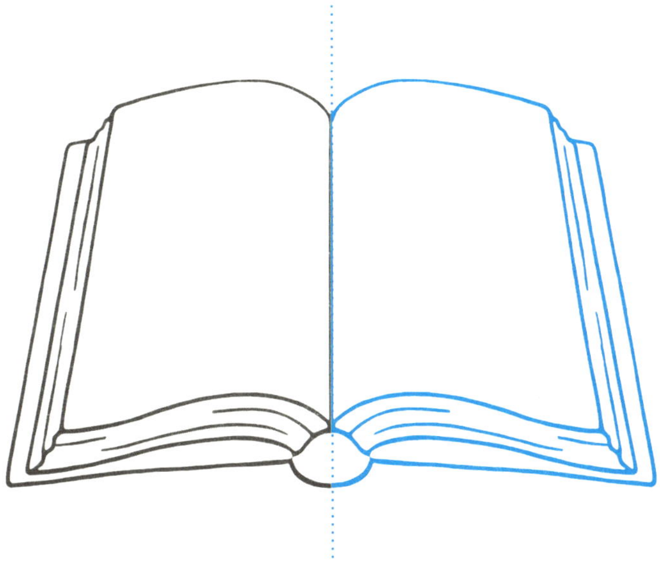

기억력을 지켜주는 컬러링북

머리도, 손도 내 맘 같지 않아요! — 쉬운 난이도

인지 장애 개선용

2018년 5월 2일 초판 1쇄 발행
2018년 12월 26일 초판 3쇄 발행

지 은 이 김영주·박수정·황경성
그 린 이 박용인
펴 낸 이 박해진
펴 낸 곳 도서출판 학고재
등 록 2013년 6월 18일 제2013-000186호
주 소 서울시 마포구 새창로 7(도화동) SNU장학빌딩 17층
전 화 02-745-1722(편집) 070-7404-2810(마케팅)
팩 스 02-3210-2775
전자우편 hakgojae@gmail.com

ISBN 978-89-5625-369-5 14510
978-89-5625-366-4 세트